Thieme

Gemeinsam lernen – vernetzt handeln

Curriculum für die integrierte Pflegeausbildung

Susanne Schewior-Popp und
Annette Lauber
unter Mitarbeit von Monika Türkis

Georg Thieme Verlag
Stuttgart · New York

Prof. Dr. Susanne Schewior-Popp
Katholische Fachhochschule
Saarstraße 3
55122 Mainz

Dipl.-Pflegepäd. Annette Lauber
Katholische Fachhochschule
Praktikantenamt
FB Pflege
Saarstraße 3
55122 Mainz

Bibliografische Information der Deutschen Bibliothek

Die Deutsche Bibliothek verzeichnet diese Publikation in der Deutschen Nationalbibliografie; detaillierte bibliografische Daten sind im Internet über http://dnb.ddb.de abrufbar.

Rüdigerstraße 14
D-70469 Stuttgart
Telefon: +49/07 11/89 31-0
Unsere Homepage: http://www.thieme.de

Printed in Germany

Zeichnungen: Heike Hahn, Berlin
Umschlaggestaltung: Thieme Verlagsgruppe
Satz: primustype Robert Hurler GmbH, Notzingen
gesetzt auf Textline
Druck: Kösel GmbH, Kempten

ISBN 3-13-135351-1 1 2 3 4 5 6

Vorwort

Liebe Leserinnen und Leser,

kontinuierliche Veränderungsprozesse im Gesundheits- und Sozialwesen sind allenthalben spürbar. Dies gilt für den stationären Bereich ebenso wie für teilstationäre und ambulante Einrichtungen. Knappe personelle und finanzielle Ressourcen erhöhen den Wettbewerb zwischen Anbietern und verlangen ein hohes Maß an Dienstleistungsorientierung, gesetzliche Vorgaben formulieren verbindliche Handlungs- und Qualitätsrahmen. Hinzu kommen soziodemographische Entwicklungen, die nicht nur die Grenzen zwischen den Arbeitsfeldern und Aufgabenbereichen der Gesundheits- und Sozialberufe fließend werden lassen, sondern über die Entwicklung neuer Versorgungsstrukturen auch neue Arbeitsfelder erschließen. Wollen sich Träger von Einrichtungen im Gesundheits- und Sozialwesen diesen vielfältigen Herausforderungen erfolgreich und konstruktiv zukunftsweisend stellen, ist das Beschreiten neuer Wege unumgänglich. Dabei zählen Kooperation und Vernetzung unzweifelhaft zu den entscheidenden Meilensteinen entsprechender Konzepte. Dies gilt institutionsbezogen ebenso wie interdisziplinär und fachbezogen.
Diese systemische Perspektive verlangt von Berufsangehörigen in besonderem Maße eine kooperative Haltung sowie die Bereitschaft zu prozesshaftem, vernetztem Denken und Handeln, damit sie nicht nur flexibel auf die sich wandelnden Arbeitsbedingungen reagieren, sondern ihre berufliche Realität auch aktiv mitgestalten können. Dabei ist es wichtig, einen Rahmen zu entwerfen, der bereits während der Berufsausbildung im Sinne der beruflichen Sozialisation entsprechende Erfahrungen ermöglicht.
Für die Pflegeberufe ist dieser Prozess mittlerweile auch politisch fokussiert und begründet worden. Auf Seite der Verbände formuliert etwa der Deutsche Caritasverband in seinem Positionspapier zur Neuordnung der Ausbildungsstrukturen der Berufe in der Alten-, Kranken- und Kinderkrankenpflege vom Frühjahr 2002 die Notwendigkeit einer gemeinsamen Entwicklungsperspektive der genannten Pflegeberufe.
Der Caritasverband für Saarbrücken und Umgebung e. V. und die Marienhaus GmbH Waldbreitbach haben sich bereits frühzeitig entschlossen, im Sinne der oben beschriebenen gemeinsamen Entwicklungsperspektive ein integriertes Ausbildungsprojekt für Alten-, Kranken- und Kinderkrankenpflege zu starten. Seit dem Oktober 2000 bereiten sich Auszubildende aller drei Pflegeberufe gemeinsam auf ihre zukünftigen Berufsfelder vor. Dabei bilden berufsübergreifende und transferbildende Kompetenzbereiche den Schwerpunkt ausbildungskonzeptioneller Überlegungen, allerdings nicht ohne differenzierte Berücksichtigung berufsspezifischer Kernkompetenzen. Die Zusammenführung beider Aspekte wird im jetzt vorgelegten Curriculum deutlich und nachvollziehbar. „Gemeinsam lernen – vernetzt handeln" – dieser Titel steht hier stellvertretend für ein umfassendes institutionelles und inhaltliches Kooperationsprojekt unserer beiden Träger.
Unsere Kooperation hat nicht nur einen Namen, sondern auch eine Reihe von Gesichtern; Menschen, die dieses Projekt vor Ort erst möglich machen. Da sind die drei Schulleitungen: **Ernst Neff** von der Caritas-Altenpflegeschule St. Wendel, an der auch der gemeinsame Unterricht stattfindet, **Ingrid Anton** von der St. Elisabeth Kinder-Krankenpflegeschule Wadgassen und **Heinz Haßdenteufel** von der Verbundkrankenpflegeschule am Marienkrankenhaus St. Wendel. Projektleiterin und Frau der ersten Stunde ist **Monika Türkis**, sie verfügt über langjährige Erfahrung in der Krankenpflegeausbildung. Das gilt auch für **Hiltrud Kleinschmidt**, die für die Evaluation verantwortlich ist. Die wissenschaftliche Leitung unseres Projektes haben wir **Prof. Dr. Susanne Schewior-Popp** von der Katholischen Fachhochschule in Mainz anvertraut. Für die fachdidaktische Koordination steht ihr und uns **Annette Lauber** zur Seite.
Die Anforderungen an die Pflege verändern sich dramatisch. Dieser Herausforderung haben sich die Caritas und die Marienhaus GmbH als einer der großen christlichen Träger von sozialen Einrichtungen in Deutschland mit dem „Modellprojekt Integrierte Pflegeausbildung" gemeinsam gestellt. Wir sind überzeugt, dass wir uns rechtzeitig auf den Weg gemacht und einen guten Weg eingeschlagen haben.

Waldbreitbach und Saarbrücken, im Dezember 2002

Christa Garvert
Geschäftsführerin Marienhaus GmbH

Caritasdirektor Johannes Simon
Geschäftsführer Caritas für Saarbrücken
und Umgebung e. V.

Geleitwort

Dieses Buch basiert auf der Idee, den drei Pflegeberufen, die sich mittlerweile auseinander gelebt haben, in der Grundausbildung eine Integration zu ermöglichen und damit auch dem Wandel in der Gesellschaft im Hinblick auf die soziale Dienstleistung Rechnung zu tragen.

Als Träger von Krankenhäusern, Altenheimen, ambulanten Pflegezentren und Hospizen nehmen wir wahr, dass die veränderten Rahmenbedingungen im Gesundheits- und Sozialwesen die Pflege, die sich nicht mit einer Stimme artikuliert, in Bezug auf die Gestaltung der Zukunft an den Rand drängt. Und dies geschieht, obwohl sie immer mehr an Bedeutung gewinnt. Um dieser Entwicklung in unserem Land nachhaltig entgegenzuwirken, muss schon in der Ausbildung angesetzt werden.

Eine andere Intention Veränderungen anzugehen, ist der Fortschritt der Medizin, der es zunehmend mehr Menschen ermöglicht, mit einer eingeschränkten Lebensqualität immer länger zu leben. Die demografische Entwicklung zeigt uns sehr deutlich, dass der Anteil älterer Menschen im Krankenhaus und in Heimen zunimmt. Parallel zu dieser Entwicklung steigt die Pflegebedürftigkeit.

Schon einige Jahre höre ich von Pflegenden, die die demografische Entwicklung reflektieren, dass die Ausbildung in der Krankenpflege dem Anteil der älteren Menschen im Blick auf die psychischen Veränderungen und sozialen Bedürfnisse nicht mehr gerecht wird und dass die Ausbildung in der Altenpflege im bisherigen Ausbildungsplan nur teilweise die multimorbide Verfassung des älteren Menschen erfasst und damit das entsprechende Wissen nicht vorhanden ist. Zu den genannten Punkten kommt noch hinzu, dass die künftige Ausbildung in der Pflege die Gesundheit und die Prävention viel stärker in ihrem Ausbildungsprogramm berücksichtigen muss.

Unter Berücksichtigung der gesetzlichen Bestimmungen wurde mit dem Integrationsmodell versucht, die Ausbildungsinhalte zusammenzuführen, die sowohl für die Kinderkrankenpflege, wie auch für die Kranken- und Altenpflege eine fundierte Grundlage bieten. Nach dem dreijährigen Ausbildungsgang ist für uns als Träger eine Auswertung der integrierten Ausbildung und ihrer praktischen Umsetzung von entscheidender Bedeutung. Ergebnisse dieser Auswertung müssen dann in künftige Ausbildungsgänge einfließen. Diese Konsequenzen erfordern eine intensive Zusammenarbeit von Pflegedienstleitungen und Lehrern der Integrierten Ausbildung, wenn das Projekt für die Zukunft Weichen stellen will und für alle Beteiligten ein Gewinn sein soll.

Pflege ist in allen Bereichen in denen gepflegt wird, in erster Linie Hilfe zur Selbsthilfe und muss Menschen zur Bejahung der Wirklichkeit führen. Pflege richtet sich an den gesunden Menschen und an den kranken Menschen und ist ausgerichtet auf die „Seinsmitte" der menschlichen Person. Diesen Prinzipien muss die Ausbildung entsprechen. Es ist selbstverständlich, dass die Lebenssituation eines kranken Kindes oder Erwachsenen im Krankenhaus oder eines alten Menschen im Heim in den verschiedenen Ausbildungsabschnitten in entsprechender Weise berücksichtigt wird.

Für die Konzeption und Durchführung des Curriculums war uns eine wissenschaftliche Begleitung wichtig. Dafür danke ich Frau Prof. Dr. Schewior-Popp und ihrer Mitarbeiterin Frau Annette Lauber ganz besonders.

Mein Dank gilt auch der Projektleiterin Frau Monika Türkis, den verantwortlichen Lehrern Herrn Ernst Neff für die Altenpflege und Herrn Heinz Haßdenteufel für die Krankenpflege sowie den Lehrerinnen Frau Stefanie Hensgen und Frau Ingrid Anton für die Kinderkrankenpflege.

Waldbreitbach, im Dezember 2002

Sr. M. Basina Kloos
Generaloberin der
Waldbreitbacher Franziskanerinnen

Inhaltsverzeichnis

1 Grundlagen des Curriculums für die integrierte Pflegeausbildung

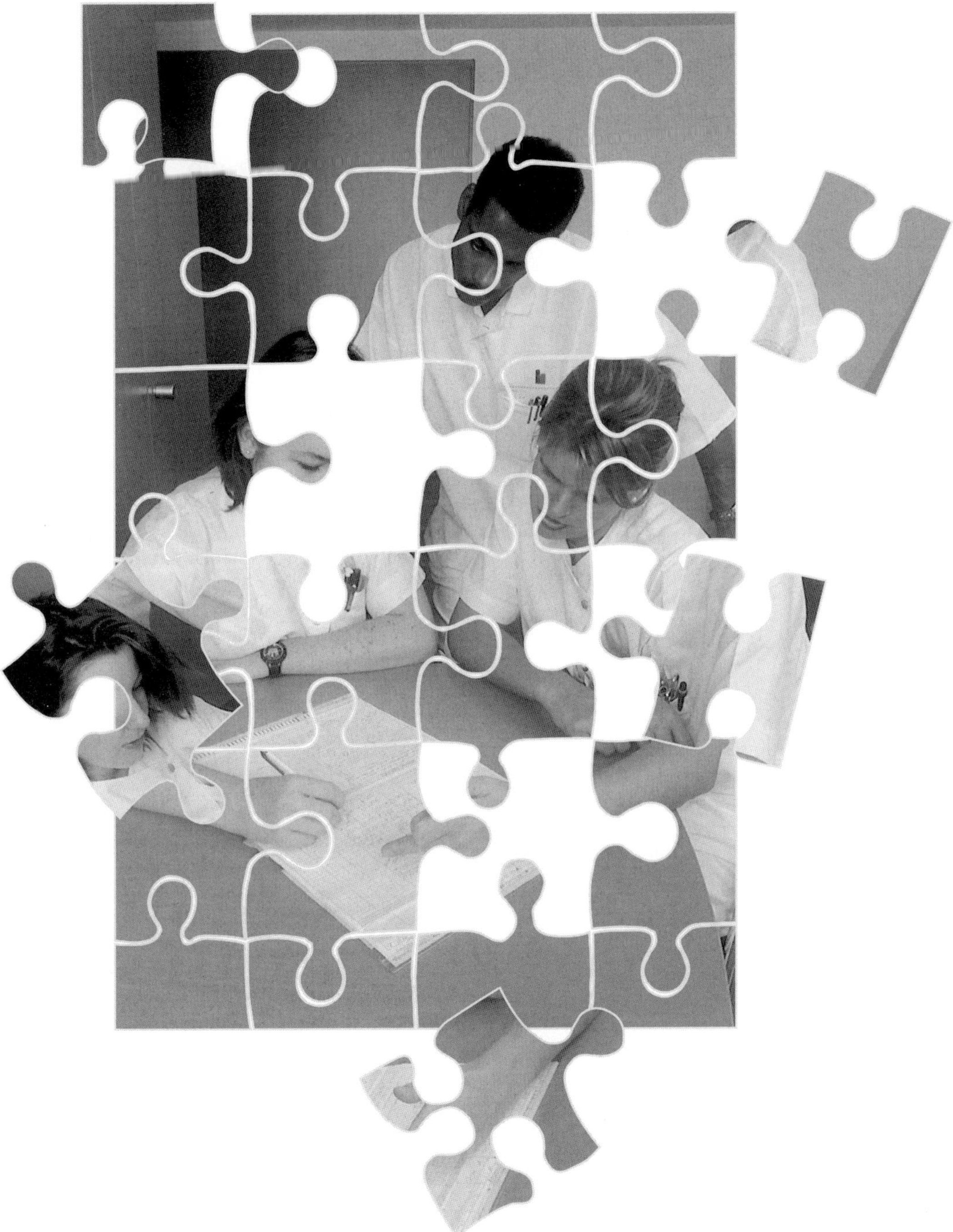

1.1 Einleitung

Integriertes Denken und Handeln in der Pflegeausbildung und in der Pflegepraxis gilt in der Fachöffentlichkeit und bei politisch Verantwortlichen längst nicht mehr als Option, sondern als folgerichtige Konsequenz und Notwendigkeit differenzierter Wandlungs- und Veränderungsprozesse im Gesundheits- und Sozialwesen. So steht in entsprechenden Diskussionsprozessen nicht mehr die Frage nach dem „Ob" im Mittelpunkt, vielmehr geht es um das „Wie".

Aus diesem Grunde wird an dieser Stelle auch auf eine Darlegung und Analyse der diversen Diskussionsbeiträge im Hinblick auf das Für und Wider gemeinsamer Ausbildungskonzepte der Pflegeberufe verzichtet. Dies nicht etwa aus berufspolitischer Ignoranz oder mangelnder Auseinandersetzung mit dieser Problematik, sondern vor allem vor dem Hintergrund der Überzeugung, dass der unmittelbare inhaltlich-curriculare Diskurs zumindest gleichberechtigt neben dem (berufs)politisch-formalen geführt werden muss und dass die hierbei gewonnenen Erkenntnisse eine klare Sprache zugunsten einer gemeinsamen Ausbildungskonzeption sprechen. In diesem Sinne versteht sich das hier vorliegende Curriculum als Einladung und Impuls pflegepädagogisch motivierter und strukturierter Diskussion über die inhaltlich-curricularen Perspektiven der Pflegebildung.

Das Curriculum selbst ist ein Resultat vielfältiger Kooperationen und Vernetzungen: Neben der bereits im Vorwort benannten Kooperation der Träger der beteiligten Ausbildungsstätten bezieht sich die Zusammenarbeit auf Schulleitungen und Lehrer der beteiligten Schulen, auf Praxisanleiter, Mentoren, Pflegepraktiker in den verschiedensten Institutionen, auf diejenigen, die intern Konzeptions-, Kooperations- und Evaluationsarbeit leisten sowie auf die extern hinzugezogenen Expertinnen im Hinblick auf Curriculumkonstruktion und wissenschaftliche Fundierung.

„Gemeinsam lernen – vernetzt handeln" ist somit, bezogen auf den hier in seinem Produkt dokumentierten Curriculumentwicklungsprozess, in der Tat mehr als eine wohlklingelnde Floskel, es ist gleichsam das auf den Punkt gebrachte Programm eines umfassenden und intensiven Prozesses. Dabei formuliert das jetzt vorliegende Curriculum einen Ist-Stand der Entwicklung, der auch Ergebnisse der begleitenden Prozessevaluation miteinbezieht und sich insofern mit dem Blick auf die Notwendigkeit einer systematischen und kontinuierlichen Evaluation des implementierten Curriculums im Spannungsfeld von intendiertem und erreichtem Curriculum als zugleich retrospektiv und perspektivisch versteht.

So zu werten sind auch die zeitlich-stundenmäßigen Komponenten des Curriculums. Auf der einen Seite handelt es sich um ein „reales" Curriculum, das die verbindlichen, insbesondere gesetzlichen, Rahmenbedingungen des konkreten Projektverlaufs dokumentiert.[1] Auf der anderen Seite wird die unmittelbare und transferfähige Zukunftsorientierung im Hinblick auf die berufsgruppenspezifische Reichweite bzw. auf veränderte – auch gesetzliche – Rahmenbedingungen konsequent in der ziel- und inhaltsbezogenen Gestaltung von Lernbereichen, Modulen und Unterrichtseinheiten deutlich.

1.2 Ausbildungsleitbild und Ausbildungsziele

Ausgangspunkt, Programmdifferenzierung und damit Grundlegung und Verankerung aller inhaltlichen und strukturellen Überlegungen und Entscheidungen im Rahmen des vorliegenden Curriculums ist ein multiperspektivisches *Ausbildungsleitbild*. Es dient dem Ziel, eine bewusste Reflexion der ideellen Wertorientierung aller an der Ausbildung Beteiligten zu bewirken, die impliziten Sichtweisen von pflegerischem und pädagogischem Anliegen offen zu legen und somit eine Verbindlichkeit als auch eine inhaltliche Orientierung für Lehrende, Lernende und Mitarbeiterinnen und Mitarbeiter in den Institutionen der betrieblichen Ausbildung zu gewährleisten.

- Pflege ist unserem Verständnis nach eine professionelle Dienstleistung mit und am pflegebedürftigen Menschen. Für uns als Pflegeausbildungsstätten in christlicher Trägerschaft sind Professionalität und Christlichkeit untrennbar miteinander verbunden.
- Auf der Basis des christlichen Menschenbildes betrachten wir jeden Menschen als einzigartig, dem unabhängig von Alter, Geschlecht, Religion, Rasse, gesellschaftlichem Ansehen und Einkommen eine qualitativ hochwertige Pflege zusteht.
- Die Pflegeberufe haben einen gesellschaftlichen Auftrag und sind eine eigenständige Berufsgruppe des Gesundheits- und Sozialwesens. Im Interesse der Pflegeempfänger arbeiten sie aus einem professionellen Verständnis heraus kooperativ mit anderen Berufsgruppen des Gesundheits- und Sozialwesens zusammen.
- Beruflich ausgeübte Pflege setzt immer dann ein, wenn Menschen Hilfe und Unterstützung bei der Gestaltung und Bewältigung ihres täglichen Lebens

[1] Die Ausbildung entspricht den Vorgaben des bei Ausbildungsbeginn im Oktober 2000 gültigen Gesetzes zur Ausbildung in der Kranken- und Kinderkrankenpflege sowie den Bestimmungen des Saarländischen Altenpflegeausbildungsgesetzes von 1994 einschließlich der entsprechenden Ausbildungs- und Prüfungsverordnungen.

benötigen. Die Ursachen hierfür sind mannigfaltig und können im physischen und psychisch-geistigen Bereich oder in den sozialen Bezügen eines Menschen verankert sein.

- Pflegepersonen sind verantwortlich für das Ermitteln des individuellen Pflegebedarfs, führen die erforderliche Pflege durch und bewerten deren Ergebnis. Pflegerisches Handeln erfolgt theoriegeleitet, systematisch, zielgerichtet und am individuellen Bedarf des pflegebedürftigen Menschen orientiert. Es umfasst präventives, curatives und rehabilitatives Handeln und schließt den Bereich der Beratung und Gesundheitserziehung ein.
- Pflegepersonen unterstützen und begleiten Menschen in verschiedenen Lebensaltern und Lebenssituationen, bei der Auseinandersetzung mit und Bewältigung von Krankheit, Behinderung, Beeinträchtigungen, Sterben und Tod. Sie entwickeln, erhalten und fördern dabei Fähigkeiten des pflegebedürftigen Menschen und beziehen Angehörige, nahestehende Personen und Eltern in die Pflege ein. Die Bereitschaft zum Aufbau einer vertrauensvollen Beziehung zum pflegebedürftigen Menschen und seinen Bezugspersonen sowie deren verantwortliche Gestaltung und Beendigung sind Fundament jeden pflegerischen Handelns.
- So verstandenes professionelles Pflegen erfordert von Pflegepersonen ein hohes Maß an Fach-, Methoden-, Sozial- und personaler Kompetenz.
- Die Unterstützung der Lernenden beim Erwerb beruflicher Handlungskompetenz und ihrer verantwortlichen Umsetzung in unmittelbares pflegerisches Handeln im Sinne des beschriebenen Kompetenzspektrums, betrachten wir als wesentliche Aufgabe und Ziel der Pflegeausbildung.
- Dabei ist die Unterstützung und Begleitung der Lernenden bei ihrer beruflichen und persönlichen Entwicklung unter Einbezug ihrer Interessen, Erfahrungen und ihrer Biographie ein zentrales Anliegen der Lehrenden.
- Lehrende und Lernende arbeiten gemeinsam an dieser Aufgaben- und Zielsetzung, deren Kern das Erbringen qualitativ hochwertiger Pflege im Interesse der pflegebedürftigen Menschen ist.

Aus einem konsequent zielführenden Diskurs auf der Basis des im Leitbild formulierten Selbstverständnisses ergeben sich die folgenden *Ausbildungsziele*:

- Die integrierte Pflegeausbildung bereitet Lernende in den Pflegeberufen Altenpflege, Kinderkrankenpflege und Krankenpflege auf die verantwortliche und qualitativ hochwertige Pflege pflegebedürftiger Menschen vor. Sie vermittelt theoretisches Wissen, leitet zur verantwortlichen Umsetzung in unmittelbares pflegerisches Handeln an und ermöglicht Lernenden durch den integrierten Ansatz die flexible Reaktion auf aktuelle Entwicklungen im Gesundheits- und Sozialwesen.
- Die integrierte Pflegeausbildung ermöglicht die Beschreibung berufsspezifischer Kernbereiche, fördert die Fähigkeit der Lernenden zu differenzierter Transferbildung und unterstützt gegenseitige Akzeptanz und wechselseitiges Profitieren der Pflegeberufe voneinander.
- Die integrierte Pflegeausbildung unterstützt die effektive und ökonomische Nutzung von Lehr- und Lernmitteln und personellen Ressourcen. Sie fördert die Kommunikation und Kooperation zwischen den Lehrenden der beteiligten Ausbildungsstätten.
- Curriculare Überlegungen im Rahmen der integrierten Pflegeausbildung verfolgen das Ziel, ein curriculares Modell, dessen inhaltliche Struktur das Erreichen der o.a. Ziele ermöglicht, zu entwickeln, praktisch umzusetzen und zu evaluieren und so einen Beitrag zur Diskussion über die Ausbildung in den Pflegeberufen zu leisten.

Ausbildungsleitbild und -ziele markieren – durchaus auch im normativen Sinne – zugleich Fundament und Rahmen der konkreten Curriculumentwicklung.
Ebenso wird der intendierte Spannungsbogen zwischen spezifischem und transferfähigem Wissen, die Verbindung von fachwissenschaftlichem und pädagogischem Anspruch sowie die unbedingte Gewährleistung einer am pflegerischen Handeln orientierten Schwerpunktsetzung deutlich.
Im Einzelnen bedeutet dies, dass das Konzept der integrierten Pflegeausbildung:

- sich in der Ausgestaltung und Umsetzung der beschriebenen Ausbildungsziele und des Ausbildungsleitbildes an aktuellen fachdidaktischen und berufspädagogischen Forschungsergebnissen und Erkenntnissen orientiert,
- einem Curriculum folgt, in dem die Prinzipien der Integration und Spezifität der Ausbildungsinhalte in den Berufen Altenpflege, Krankenpflege und Kinderkrankenpflege in den theoretischen und in den praktischen Ausbildungsanteilen transferfähig vernetzt sind und
- sich curricular und methodisch konsequent den Prinzipien der Handlungsorientierung verpflichtet weiß und daher in der Inhaltsauswahl, -strukturierung und methodischer Gestaltung die Konzepte der Wissenschafts-, Persönlichkeits- und Situationsorientierung berücksichtigt.

1.3 Das Konzept

Zentrale Fragen der Konzepterstellung sind:

1. die inhaltlich-qualifikatorischen und berufspädagogischen Referenzen des Curriculums,

2. die Struktur des Curriculums,
3. didaktisch-methodische Elemente und Instrumente des Curriculums.

1.3.1 Inhaltlich-qualifikatorische und berufspädagogische Referenzen

In der Tradition qualifikatorischer Curriculumansätze stehend (vgl. ursprünglich Robinsohn 1967, weiterführend z. B. Schewior-Popp 1998), gelten die folgenden Schritte als Leitfaden der Curriculumkonstruktion:

- Identifizierung und Analyse von für die Berufsausübung typischen Aufgabenkomplexen und Anforderungen,
- Definition von Qualifikationen, die zur Bewältigung dieser Anforderungen notwendig sind,
- Identifizierung von einzelnen Indikatoren, die in ihrer Gesamtheit die jeweilige Qualifikation ausmachen,
- Verknüpfung dieser Elemente und Qualifikationen sowie weiterer methodischer und lernerfolgsbezogener Komponenten zum Curriculum.

Das vorliegende Curriculum ist das Produkt dieser Vorgehensweise. Dabei bilden eine ausführliche Berufsfeldanalyse mit entsprechender multiperspektivischer Fragestellung, die Leitbild- und Zielentscheidungen sowie eine Synopse bereits existierender Vorgaben, Erfahrungen und Differenzierungen der drei beteiligten Ausbildungsgänge die Grundlage der Überlegungen. Entsprechend der integrierten Konzeption geschieht dies handlungsleitend vor dem Hintergrund der Prämisse, gemeinsame Inhalte im Sinne von Schnittmengen des pflegerischen Kernbereichs herauszuarbeiten, aber ebenso auch spezifische Inhalte zu identifizieren. Entsprechend dem Konzept der Handlungsorientierung (vgl. Schewior-Popp 1998) bedeutet dies auch:

- Planungs-, Durchführungs- und Evaluationsprozesse zu integrieren,
- sich an typischen Handlungsfeldern und Arbeitsaufgaben zu orientieren,
- sich an den leistungs-, sach-, sozial- und persönlichkeitsbezogenen Lernvoraussetzungen der Lernenden zu orientieren und zur berufs- und persönlichkeitsrelevanten Weiterentwicklung derselben beizutragen,
- berufliches Handeln als theorie- und erfahrungsgeleitet und damit als (verantwortungs)bewusst und begründbar zu verstehen,
- einem aktuellen fach(wissenschaft)lichen Gütemaßstab verpflichtet zu sein,
- es den Lernenden zu ermöglichen, Handeln reflektiert handelnd zu erlernen.

Handlungsorientierung in diesem Sinne impliziert sowohl einen umfassenden Bildungsbegriff in der Diktion Wolfgang Klafkis (vgl. Klafki 1985) als auch ein ebenso umfassendes Verständnis arbeitsfeldbezogener Qualifizierung. In Anlehnung an Rauner (1999) und Fischer (2000) kann hier vom Prozess des Erwerbs von Arbeitsprozesswissen gesprochen werden, der sich dadurch auszeichnet, dass er:

- theoretisches Wissen und praktische Erfahrung systematisch verknüpft,
- den Bezug zum betrieblichen Gesamtprozess herstellt,
- situationsangemessene Entscheidungen bzgl. Zielsetzung, Planung, Durchführung und Bewertung der eigenen Arbeit ermöglicht,
- besonders wirksam in kritischen Situationen und bei Innovationsbedarf ist.

Wenngleich in einer modernen Nomenklatur, so weist der Begriff des Arbeitsprozesswissens in seiner didaktischen Konsequenz im Kern eine gewisse Nähe zum bildungstheoretischen Verständnis der kategorialen Bildung auf (vgl. Peterssen 1996, S. 53 ff)[2], indem „Vorwegnahmen" auf zukünftige Anforderungen gemacht werden und somit der – wieder modern gesprochen – Transferaspekt betont wird. Klafki hat diesen Ansatz in seiner kritisch-konstruktiven Didaktik weiterentwickelt, die Zentrierung auf den Inhaltsaspekt intentional und methodisch erweitert und insbesondere auch die kommunikativen Aspekte des Unterrichtsgeschehens deutlich akzentuiert (vgl. 1985).
Die Grundsätze der kritisch-konstruktiven Didaktik, ohne sie hier im einzelnen zu benennen[3], sind auch konstituierend für die Autorinnen des vorliegenden Curriculums. Allerdings bedürfen sie einer aktuell berufspädagogischen Ergänzung im Hinblick auf die Aufgaben in der Berufs-, speziell der Pflegebildung. Die seit nunmehr über zwei Jahrzehnte geführte Diskussion um zukunftsfähige und flexible Bildung im Sinne von Schlüsselqualifikationen kann hier nur bedingt hilfreich sein, denn das Wunschdenken einer möglichst zeitlosen bzw. verfallsresistenten Qualifikationsvermittlung ist zwischenzeitlich zu Recht einer gewissen ernüchternden und die Realität wahrnehmenden Relativierung gewichen (vgl. etwa Gonon 1996).Oder, wie Martin Fischer es ausdrückt: „Eine entsprechende (Fischer spricht hier von der Verantwortungsbereitschaft als typische Schlüsselqualifikation, d. V.) Kompetenz gibt es natürlich nur als Wunsch, nicht als Wirklichkeit, denn eine Kompetenz ist immer eine Kompetenz für etwas Bestimmtes und in etwas Bestimmtem" (Fischer 2000, S. 127).

---

[2] Der Begriff der „kategorialen Bildung" wurde ursprünglich von Wolfgang Klafki als Synthese materialer und formaler Bildungstheorien in die didaktische Diskussion eingebracht.
[3] Nachzulesen bei Klafki 1985.

Vor diesem aufgezeigten Hintergrund trägt das Konzept des Arbeitsprozesswissens mit Blick auf die Berufsbildung in der Pflege deutlich weiter und solider, denn im Wissen um die aktuell zu bewältigende Arbeitsaufgabe „... ist gleichzeitig ein zusätzliches Moment enthalten... dieses Moment besteht zunächst in dem Wissen, daß sich an der gegenwärtigen Arbeitssituation potentiell etwas ändern kann, worauf dann unverzüglich reagiert werden muß. Es ist somit die Störung, das unvorhergesehene Ereignis, die neuartige Problemstellung, der genuine Ausgangspunkt der Aktivierung und Aneignung von Arbeitsprozeßwissen" (Fischer 2000, S. 122).

Kritiker mögen anmerken, dass diese Sichtweise beruflichen Lernens und Handelns eine zunächst sehr technizistische ist, und in der Tat stammt der beschriebene Ansatz (wie übrigens auch der der Schlüsselqualifikationen!) ursprünglich aus dem technisch-gewerblichen Bereich. Dabei sollte nicht aus dem Blick verloren werden, dass Pflegehandeln (einschließlich seiner psychosozialen Dimensionen) auch praktisches Handeln, praktische Arbeit am und mit dem Patienten oder Bewohner ist. Dies ist spätestens seit den Ausführungen Patricia Benners (1994) zur Entwicklung der beruflichen Kompetenz in der Pflege auch wissenschaftlich bearbeitet worden. Benners Ansatz, respektive die Grundlagen ihres Ansatzes, nämlich die Forschungen der Gebrüder Dreyfus zum Kompetenzerwerb am Beispiel der Pilotenschulung und zwar in der berufspädagogisch klareren Diktion Felix Rauners (1999) spielen auch hinsichtlich des strukturell-zeitlichen Aufbaus unseres Curriculums zur Integrierten Pflegeausbildung eine leitende Rolle, wie anschließend zu zeigen sein wird.

Vor dem Hintergrund der Entscheidung für eine klar qualifikationsbezogene Handlungsorientierung in der Curriculumkonstruktion, also einer Orientierung an der Sachlogik pflegerischen Handelns in Verbindung mit dem aufgezeigten ideellen Wertebezug sowie den genannten berufspädagogischen Implikationen, wird bewusst auf eine unmittelbare Anlehnung an eine oder mehrere Pflegetheorien verzichtet.

Auf zwei Ansätze soll aber dennoch hingewiesen werden, die geignet erscheinen, quasi zusammenführend eine breite Palette pflegerelevanter Konzepte zu fokussieren, der Ansatz der multidimensionalen Patientenorientierung von Karin Wittneben (1993 und 1998) sowie das pflegedidaktische Modell der Kaderschule des Schweizerischen Roten Kreuzes in Aarau (1995 und Schwarz-Govaers 1999). Wittnebens Ansatz macht insbesondere die Stufigkeit pflegerischer Kompetenz(entwicklung) deutlich und arbeitet heraus, dass Verrichtungs-, Symptom- und Krankheitsorientierung nicht im automatischen Widerspruch zur Patientenorientierung stehen, wenngleich die „Gefahr" der Patientenignorierung – so Wittneben – natürlich bei „reiner" Verrichtungsorientierung ohne eine patientenorientierte kommunikative Komponente sehr groß ist. Insofern ist dieser Ansatz insbesondere in seiner didaktisch-intentionalen Ausrichtung in Anlehnung an die kritisch-konstruktive Didaktik Wolfgangs Klafkis von Bedeutung.

Das Fachdidaktik Modell Pflege der Kaderschule Aarau zeigt in relativ pragmatischer Zugangsweise auf, in welcher multiperspektivischen Auffächerung Pflegebildung stattfinden muss, will sie die Komplexität der pflegerischen Handlung in ihrem jeweiligen Kontext erfassen. Dies gelingt sowohl durch verschiedene Handlungsebenen als auch durch das zentrale Element der pflegerelevanten „Optiken".

Beide Ansätze haben in der dargestellten Weise Anregungscharakter, ebenso wie natürlich das gesamte aktuelle pflege-fachdidaktische Diskussionsspektrum. Allerdings, um das noch einmal zu akzentuieren, folgt das vorliegende Curriculum in fachdidaktischer Hinsicht einem klar handlungsorientiert-qualifikatorischen Konzept.

1.3.2 Die Struktur des Curriculums

Entwicklungslogische Struktur

Entsprechend der beschriebenen fachdidaktisch-berufspädagogischen Ausgangslage fiel die Entscheidung über die Struktur des Curriculums auf einen entwicklungslogischen Curriculumansatz in Anlehnung an die Forschungen vor allem Felix Rauners (1999). Hierbei werden die Ausbildungsinhalte so angeordnet, dass sie der sinnvollen und logischen Entwicklung von Wissen und Erfahrung entsprechen, zudem werden die oben bereits benannten didaktischen Prinzipien der Wissenschafts-, Persönlichkeits- und Situationsorientierung in einer Weise zusammengeführt, „... dass die Begrenzung der Partialansätze... aufgehoben werden können" (Rauner 1999, S. 430).

Die von Rauner aufgezeigten Schritte der Kompetenzentwicklung orientieren sich an den Forschungen von Dreyfus/Dreyfus (1987) zum Unterschied zwischen künstlicher und menschlicher Intelligenz, auf diesen Forschungen basieren auch, wie oben schon angeführt Patricia Benners Aussagen zur Entwicklung pflegerischer Kompetenz (1994). Dreyfus/Dreyfus unterscheiden die Stufen: Neuling, fortgeschrittener Anfänger, kompetenter Akteur, Professioneller, Experte. Benner adaptiert diese Stufen, verbleibt allerdings in ihren Ausführungen zur Bedeutung der Stufigkeit für die Phase der Ausbildung nur in Ansätzen.Rauner denkt hier konsequent in Richtung Ausbildungsplanung weiter und formuliert die These „... daß im Rahmen des entwicklungslogischen Paradigmas gezeigt werden kann, daß berufliche Kompetenz inhaltlich und in der Form der Aneignung nur in Korrespondenz der stufenweisen Herausbildung kompetenter Facharbeit vom Anfänger zur reflektierten Meisterschaft angemessen gelingen kann“ (1999, S. 434).Dabei übersieht er nicht die anderweitig als Kritik benannte Tatsache, dass in der Beschreibung beruflicher Entwicklungsprozesse natürlich teleologische Aussagen getroffen werden. Andererseits ist Curriculumarbeit in der beruflichen Bildung ohne Intentionalität, ohne Beschreibung kriterienorientierter Ziele nicht möglich. Davon geht auch das hier vorliegende Curriculum aus.

Rauner schlägt vier Phasen der „Systematisierung beruflicher Arbeitsaufgaben und Lernbereiche nach Stufen zunehmender Arbeitserfahrung“ (ebd., S. 438) vor, Abb. 1.1 stellt diese Stufen im Überblick dar:

Stufen	Lernbereiche	Aufgabenbereiche
Erfahrungsbasiertes, fachsystematisches Vertiefungswissen	fachsystematische und erfahrungsbezogene Problemanalyse und -erklärung; situative Problemlösung	komplexe und nicht vorhersehbare Arbeitsaufgaben
Detail- und Funktionswissen	theoriegeleitete Analyse und planmäßige Problemlösung	komplexe, problembehaftete und spezielle Arbeitsaufgaben
Zusammenhangswissen	Erkennen und Verstehen von Zusammenhängen, systemisches Denken	systematische, regelbezogene Arbeitsaufgaben
Orientierungs- und Überblickswissen	inhaltlicher und formaler Referenzrahmen des Berufes	berufsorientierende Arbeitsaufgaben

Abb. 1.1 Stufen eines entwicklungslogisch strukturierten Curriculums (modifiziert nach Rauner 1999)

Neben der Stufigkeit werden aus der Übersicht unmittelbar zwei Aspekte deutlich, die auch mit Blick auf das Curriculum für die Integrierte Pflegeausbildung von konstituierender und struktureller Relevanz sind:

1. die Gliederung in **Lernbereiche**, und zwar sowohl als Strukturelemente als auch in berufs- und fachübergreifender Hinsicht
2. die Gliederung in **Aufgabenbereiche** im Sinne einer Systematisierung nach den Kriterien der Regelhaftigkeit, Komplexität, Problemhaltigkeit und Vorhersehbarkeit.

Beide Aspekte ermöglichen eine curriculare Struktur, die dem integrierten Anspruch in besonderem Maße gerecht wird, indem eine Systematisierung sowohl nach Sachlogik (Lernbereiche) als auch Handlungslogik (Aufgabenbereiche) entsteht. Diese Systematik ist die Basis der Erschließung (etwa im Sinne einer heuristischen Matrix) von berufsübergreifenden, schnittmengenartigen pflegerischen Kernkompetenzen einerseits und berufsspezifischen Schwerpunktsetzungen andererseits.

Diese Vorgehensweise auf der Folie eines stufenweisen Kompetenzerwerbs entsprechend der dargestellten Abfolge führt zur im Folgenden nachzuvollziehenden Charakterisierung der einzelnen Ausbildungsstufen.

Curriculare Phasen der Ausbildung

Die folgende Zusammenstellung dient einem strukturellen Überblick. Die inhaltliche, zeitliche und organisatorische Ausdifferenzierung ist dem Curriculum direkt bzw. der Überblicksdarstellung im Anschluss an die Konzeptbeschreibung zu entnehmen.

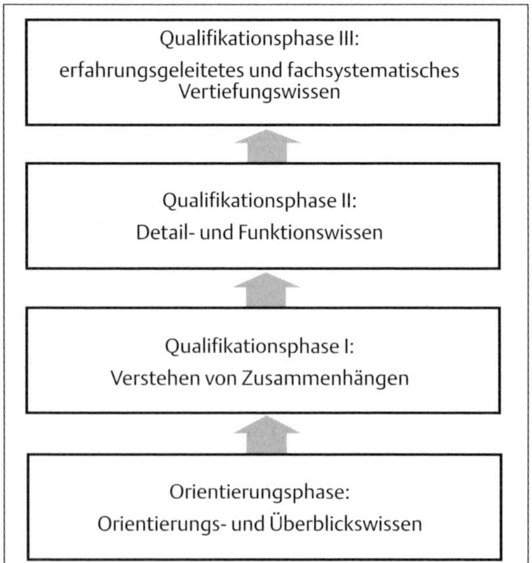

Abb. 1.2 Überblick über die Ausbildungsphasen

Orientierungsphase

Zentral für die Phase 1 ist sog. **„Orientierungs- und Überblickswissen"**, das dem Berufsanfänger erlaubt, aus einer professionellen Perspektive die Aspekte des zu erlernenden Berufs kennen zu lernen. Dabei findet auch der intentionale Aspekt beruflicher Bildung besondere Bedeutung. Zentral in dieser Phase ist die angeleitete Bearbeitung berufsorientierender Arbeitsaufgaben. „Berufsorientierende Arbeitsaufgaben sind solche die den Gesamtzusammenhang seines Berufes berühren und erschließen helfen" (Rauner 1999, S. 436). Übertragen auf die Ausbildung in den Pflegeberufen bedeutet dies, den Auszubildenden einen Überblick über das Aufgabenspektrum und Arbeitsbereiche des Pflegeberufes zu ermöglichen sowie kleinere Aufgaben regelbasiert unter Anleitung bearbeiten zu lassen.
Die gewählten Orientierungsbereiche (Lernbereiche) sind:

- System Mensch
- System Betrieb
- Berufsanfänger als Lernende
- Berufsanfänger als Pflegende

Die genannten Bereiche ermöglichen die curriculare Strukturierung eines umfassenden Überblicks- und Orientierungswissens über das pflegerische Handlungsfeld mit besonderer Betonung der jeweils persönlichen „Standortbestimmung" der Auszubildenden.
Die Phase wird vollständig integriert unterrichtet und umfasst ca. 350 schulische Stunden. Bestandteil dieser Phase ist auch fachpraktischer Unterricht entsprechend des Skill-Konzepts. Hierbei werden schon erste, einfache pflegerische Fertigkeiten regelbasiert in Form einer Orientierung an Handlungsplänen vermittelt (Übergang zu Qualifikationsphase I).[4]
Hinzu kommen 4 Orientierungspraktika als betriebliche Ausbildungsanteile in der Alten-, Kranken- und Kinderkrankenpflege, die im Rotationsverfahren mit dem Schwerpunkt der Hospitation absolviert werden und jeweils durch fest umrissene Arbeitsaufträge in enger Absprache und Betreuung durch Mentoren gestaltet sind. Der die Phase abschließende achtwöchige Praxiseinsatz fördert gezielt das begleitete und durch regelmäßige Praxisreflexionen ergänzte, regelgeleitete praktische Handeln der Schüler.

Qualifikationsphase I

Phase 2 der Ausbildung rückt das **Verstehen von Zusammenhängen** in den Mittelpunkt. Dabei geht es um planmäßige, systematische Aufgabenbearbeitung. „Die planmäßige Aufgabenbearbeitung geht über die regelbasierte des Anfängers hinaus, da eine gegebene Aufgabe systematisch in Teilaufgaben... zusammengesetzt werden muß. Aus diskreten Regeln, die es zu beherrschen gilt, wird ein aufgabenbezogenes Regelwerk. Auf dieser Stufe beruflicher Bildung kann aus der Berufsvorstellung der ersten Stufe und dem beruflichen Zusammenhangswissen eine reflektierte berufliche Identität erwachsen..." (Rauner 1999, S. 439).
Dem entwicklungslogischen Ansatz folgend liegt der Fokus hierbei auf der Erarbeitung systematischer Vorgehensweisen für pflegerische Tätigkeiten, sog. Handlungsplänen, die eine standardisierte schrittweise Abfolge von Handlungsschritten darstellen. Diese werden im schulischen Unterricht eingeübt und bilden die Grundlage für das Handeln in der Praxis.[5]
Die Orientierungsbereiche der Orientierungsphase bleiben als curriculumleitende Qualifikationsbereiche erhalten, treten aber nicht mehr als unmittelbare Strukturierungselemente auf. Die **Strukturierungselemente (Lernbereiche) der Phase** sind:

- ein **Referenzrahmen**, der (nicht zuletzt auch wegen der inhaltlichen und zeitlichen Zentralstellung dieser Phase) insbesondere die Struktur des weiteren Vorgehens verdeutlicht und die Einordnung bzw. den Zusammenhang der in der Qualifikationsphase I behandelten Lehr-Lerninhalte ermöglicht und zudem notwendige, z. B. naturwissenschaftliche Grundlagen vermittelt.
- **psychosoziale und somatische Basiskomponenten menschlicher Existenz**
- **rechtliche und betriebswirtschaftliche Aspekte pflegerischen Handelns**

Zentrale Elemente dieser Phase sind die psychosozialen und somatischen Basiskomponenten. Sie bilden die Bereiche pflegerischen Handelns ab, wobei die Situationsorientierung des Curriculums insbesondere in der Differenzierung der psychosozialen Komponenten deutlich wird. Hier zeigt sich auch der prägnanteste Unterschied zu bedürfnisorientierten Konzepten, wie etwa nach Roper et al.(1989), ATL-Auffächerungen (Juchli 1997, Kellnhauser et al. 2000) oder den AEDL's nach Krohwinkel (1993), wenngleich Überschneidungen von Basiskomponenten und ATL-Struktur quasi in der „Natur der Sache", nämlich der Sachlogik pflegerischen Handelns liegen.
Folgende Aufgliederung ist im Detail vorgenommen worden:

Psychosoziale Basiskomponenten menschlicher Existenz. Psychosoziale Basiskomponenten menschlicher Existenz fassen diejenigen Komponenten/Bereiche des Menschseins, die insbesondere Gegenstand der sozialwissenschaftlichen Annäherung sind. Erkenntnisse der Psychologie, Soziologie und Pädagogik sind hier we-

[4] Die Darlegung der Grundprinzipien des Skill-Konzepts sind im nächsten Kapitel nachzulesen.

[5] Näheres zu den Handlungsplänen und ihrer Bedeutung im nächsten Kapitel.

sentliche Bezugspunkte pflegerischen Handelns. Sie werden ergänzt durch aktuelle Erkenntnisse der Pflegewissenschaft in den jeweiligen Bereichen. Hinsichtlich des pflegerischen Handelns geht es besonders darum, mögliche Ausdrucksformen (Artikulationen) innerhalb der Basiskomponenten herauszuarbeiten und Prinzipien für pflegerisches Handeln abzuleiten.

Die Lernenden erkennen so, dass
- psychosoziale Basiskomponenten in jedem Lebensalter einen wesentlichen Bereich des Menschen ausmachen
- den jeweiligen Basiskomponenten in den einzelnen Lebensaltern unterschiedliche Bedeutung zukommt
- innerhalb der einzelnen Basiskomponenten individuelle Ausdrucksformen existieren
- psychosoziale Phänomene Bezugspunkte beruflichen Pflegehandelns sind
- Prinzipien geleitete Pflegehandlungen im Zusammenhang mit psychosozialen Basiskomponenten benannt, begründet und durchgeführt werden können.

Die Komponenten sind im einzelnen:
- **Beziehungen eingehen und gestalten**
- **Fühlen und empfinden**
- **Krisen durchleben**
- **Aktiv und produktiv sein**

Somatische Basiskomponenten. Somatische Basiskomponenten menschlicher Existenz fassen diejenigen Komponenten/Bereiche des Menschseins, die insbesondere Gegenstand der naturwissenschaftlichen Annäherung sind. Anatomie/Physiologie und Erkenntnisse der Medizin sind hier die wesentlichen Bezugspunkte pflegerischen Handelns. Sie werden ergänzt durch aktuelle Erkenntnisse der Pflegewissenschaft in den jeweiligen Bereichen.

Im Hinblick auf das pflegerische Handeln ist das prozessorientierte Vorgehen in Anlehnung an den Pflegeprozess strukturierend: Ausgehend von der (Pflege-) Anamnese (Schwerpunkt Wahrnehmung und Beobachtung) wird eine standardisierte Pflegeplanung erstellt (Probleme, Ressourcen, Ziele, Maßnahmen). Pflegemaßnahmen (unter Einbezug der Elemente präventives Handeln, Informieren, Schulen, Anleiten) werden in Form von Handlungsplänen verschriftlicht und in fachpraktischen Lehr-Lerneinheiten trainiert.

Die Komponenten sind im einzelnen:
- **Atmung und Kreislaufregulation**
- **Nahrungs-/Flüssigkeitsaufnahme/ Ausscheidung**
- **Bewegung**
- **Bewusstsein**
- **Körperpflege**
- **Verständigung**

Integrationselemente -etwa in Form von Projekttagen- finden zum Abschluss einer jeden Basiskomponente statt. Darüber hinaus wird das Verstehen von Zusammenhängen durch verschiedene Instrumente des Theorie-Praxis-Transfers[6] unterstützt. Zudem wird der Übergang zur Phase III der Ausbildung, die problemorientiert konzeptioniert ist, methodisch vorbereitet.
Die betriebliche Ausbildung in der Qualifikationsphase I umfasst 6 Praxiseinsätze, von denen einer in einem Nachbarberuf absolviert wird.
Die Inhalte der Qualifikationsphase I werden ganz überwiegend (über 90 %) integriert vermittelt und markieren mit ca. 1300 Unterrichtsstunden einen wesentlichen Kernbereich pflegerischen Handelns insgesamt.

Qualifikationsphase II

Phase 3 umfasst das sog. **„Detail – und Funktionswissen“**, das die Bearbeitung und Lösung problembehafteter spezieller Arbeitsaufgaben ermöglicht. Diese Arbeitsaufgaben sind dadurch gekennzeichnet, dass sie mit den Regeln und Beschreibungen beruflicher Standardsituationen nicht zu erfassen bzw. zu lösen sind, sondern theorie- und erfahrungsgeleitete planmäßige Problemlösung erfordern und ermöglichen: „Eine problemhaltige Arbeitssituation liegt vor, wenn diese Arbeitssituation, der Problemfall, zuerst einmal in seiner Problemhaltigkeit identifiziert und analysiert werden muß“ (Rauner 1999, S. 439).
Bezogen auf die Pflegeausbildung geht es hier u. a. um die Fähigkeit, standardisierte Vorgehensweisen bei der Pflege eines Menschen individuell und situationsbezogen zu variieren. Didaktisch-methodisch wird in dieser Phase nach dem Konzept des Problemorientierten Lernens (POL) verfahren, indem am konkreten Fall praxisnahe und am realen Lern- und Arbeitsfeld der Lernenden orientierte, problembehaftete Fallkonstruktionen bearbeitet werden.[7] Diese Fälle knüpfen an bereits vermitteltes Wissen und Erfahrung an und sind im Verhältnis 100:150 Stunden sowohl integriert als auch spezifisch vorgesehen. Synergieeffekte werden gefördert durch die jeweils integriert erfolgende Präsentation der Arbeitsergebnisse.
Die fachpraktischen Elemente in dieser Phase sind im wesentlichen auf die zu bearbeitenden Fälle hin spezifiziert. Die betrieblich-praktische Ausbildung umfasst 3 Praxiseinsätze, von denen wiederum einer in einem Nachbarberuf absolviert wird.

Qualifikationsphase III

Phase 4 beschreibt sog. **„erfahrungsgeleitetes und fachsystematisches Vertiefungswissen“**, das zur situativen, erfahrungsgeleiteten Aufgabenbearbeitung befähigt und die Lösung unvorhersehbarer Arbeitsauf-

[6] Siehe detailliert nächstes Kapitel.
[7] Näheres zum POL im nächsten Kapitel.

gaben ermöglicht. „Nicht vorhersehbare komplexe Arbeitsaufgaben zeichnen sich vor allem dadurch aus, daß sie sich in der konkreten Arbeitssituation einer vollständigen Analyse entziehen und daher nicht einfach nur systematisch zu lösen sind" (Rauner 1999, S. 441).
In der Berufsausbildung erscheint es unrealistisch, solches Vertiefungswissen umfassend anbahnen zu können. Möglich ist aber eine partielle Vertiefung im Sinne einer Projektarbeit, indem die Lernenden anhand konkreter Arbeitsaufträge für sie unvorhersehbar problembehaftete Situationen aus ihrem konkreten Arbeitsalltag beschreiben. Mittels arbeitsfeldspezifischer Problemsupervision werden diese Situationen unter Hinzuziehung von ExpertInnen berufsspezifisch vertieft bearbeitet.
Von den insgesamt 150 Unterrichtsstunden der Qualifikationsphase III werden 130 Stunden spezifisch unterrichtet. Die betriebliche Ausbildung in dieser Phase umfasst 2 Praxiseinsätze im originären Bereich.
Insgesamt umfassen die Stufen 1–4 des Curriculums ca. 2100 Stunden schulischen Unterricht.[8] Innerhalb der einzelnen Phasen sind die Lerngegenstände in die Komponenten Lernbereiche, Module und Unterrichtseinheiten gegliedert. Auf der Ebene der Unterrichtseinheiten sind Ziele und Inhalte formuliert.
Insgesamt ist das Curriculum eher geschlossen als offen, trotz klar präzisierter Ziele und Elemente kann und muss je nach Rahmenbedingungen und ausbildender Institution variiert werden, dies gilt vor allem für das Curriculumelement der Reihenfolge z. B. der einzelnen Basiskomponenten. Ein weiteres wesentliches Gliederungskriterium ist der spiralige Aufbau, dies ergibt sich aus der entwicklungslogischen Konstruktion. Allerdings gilt dies nicht durchgängig, so macht es bspw. mehr Sinn, naturwissenschaftliche Grundlagen pflegerischen Handelns linear und sachlogisch-wissenschaftsimmanent zu unterrichten.

1.3.3 Didaktisch-methodische Elemente und Instrumente des Curriculums

Im Sinne der handlungsorientierten Prämissen sowie der entwicklungslogischen Stufenstruktur des Curriculums ist die Theorie-Praxis-Vernetzung als interdependenter Transfer von Wissen und Erfahrung zentral für didaktisch-methodische Überlegungen. Neben vielen einschlägigen didaktischen Prinzipien, wie bspw. dem der Exemplarität , dem der Anschaulichkeit oder dem der Schülerorientierung kommt insbesondere zwei Konzepten im Hinblick auf die integrierte Pflegeausbildung eine bedeutsame Rolle zu:

- dem Skills-Lab-Konzept und
- dem Konzept des Probemorientierten Lernens (POL).

[8] Zu den im Modellprojekt durchgeführten Zusatzstunden in der Altenpflege vgl. Übersicht S. 15.

Beide Konzepte prägen in je eigener Weise die Ausbildungskonzeption, stehen aber auch in einem gewissen inhaltlichen Bedingungsverhältnis, indem Skill-Training und problemorientiertes Lernen Bestandteile ein und desselben, letztlich handlungsorientierten Ansatzes sind. Kurz zur Charakterisierung beider Konzepte:

Skills-Lab-Konzept

Skills-Labs, also „Fertigkeiten-Laboratorien" haben ihren Ursprung im angelsächsischen Bereich, dort u. a. in der Mediziner-Ausbildung, und zwar im Kontext des Problemorientierten Lernens. In den letzten Jahren hat sich das Konzept verstärkt auch in Europa durchgesetzt, so in der Medizin- und Pflegeausbildung an der Universität Maastrich und anderen Hochschulen in den Niederlanden, an zahlreichen Pflegeausbildungsstätten in der Schweiz und seit dem Jahr 2000 z. B. auch im Rahmen des Modellstudiengangs Medizin an der Privaten Universität Witten/Herdecke.
Skills-Labs sind zum einen in der Tat „Laboratorien", die in hervorragender Weise mit Medien aller Art (einschließlich elektronischer), Lern- und Demonstrationsmaterial, Modellen, Simulationsangeboten etc. ausgestattet sind. Hinzu kommt ein Mentor, der den Lernenden kontinuierlich als Ansprechpartner und Berater zur Verfügung steht. Skills-Labs sind aber auch ein Lernkonzept, nämlich in der Weise, dass Fertigkeiten, in unserem Fall pflegerische Fertigkeiten, in systematischer Analyse, Gliederung und Abfolge vermittelt und trainiert werden, und zwar in einer bewusst gewählten Laborsituation als Vorbereitung auf die pflegerische Praxis. Patrick Muijsers schreibt dazu: „Berufliches Handeln kann man nicht nur erlernen, indem man darüber spricht, sondern indem man es tut. Die Schule kann die Lernenden auf die Wirklichkeit der Pflegepraxis vorbereiten, indem sie sie in pflegerischen Fertigkeiten trainiert. Dieses Training ermöglicht es den Lernenden, ihr Können, ihr Wissen und ihre Haltung zu optimieren und auch in anderen Pflegesituationen anzuwenden." (1997, S. 2).
Fertigkeitentraining in diesem Sinne ersetzt die Praxis nicht, es bereitet sie vor, indem zunächst regelgeleitet und relativ kontextfrei gelernt wird und damit, durchaus auch im Sinne psychomotorischer Taxonomien (vgl. Schewior-Popp 1998, S. 65 ff.) Variation und Flexibilität stufenweise erreicht bzw. verbessert wird. Allerdings bleibt das Konzept nicht ausschließlich auf den psychomotorischen Bereich beschränkt, es bindet kognitive Ziele ebenso ein wie sozial-affektive, indem insbesondere im psychosozialen Bereich der Aspekt der pflegerischen Artikulation betont wird. (vgl. etwa Muijsers 1997, Lauber 2002).
Das Curriculum der Integrierten Pflegeausbildung setzt das Skills-Lab-Konzept in allen Phasen der fachpraktischen Ausbildung mit unmittelbarem Transfer in die betriebliche Praxis insbesondere mittels des Instruments der Handlungspläne (s. unten) um.

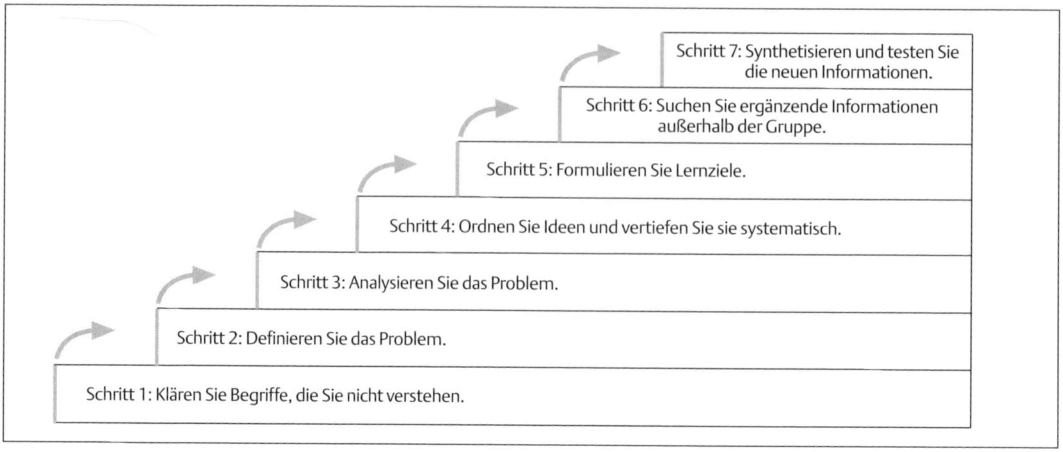

Abb. 1.3 Problembearbeitung nach dem „Siebensprung" (nach Moust et al. 1999)

Problemorientiertes Lernen

Problemorientiertes Lernen hat als „Problem-based-Learning" die gleiche Tradition wie das Skills-Lab-Konzept, insofern als das Training von Fertigkeiten Bestandteil des Problemorientierten Lernens ist. Beiden gemeinsam ist die Intention, die Kluft zwischen Theorie und Praxis, zwischen Denken und Handeln zu minimalisieren. Während dies beim Skills-Lab-Konzept unmittelbar auf die Artikulation pflegerischen Handelns bezogen ist, setzt das POL eher systemisch an und fördert die Eigen- und Selbständigkeit in der Lösung realitätsnaher, d. h. auch komplexer pflegerischer Aufgabenstellungen. Diese Aufgabenstellungen sind entsprechend den Anforderungen der Praxis multiperspektivisch angelegt und als ebensolche Fälle konstruiert.

Vor dem Hintergrund der konzeptionellen Ausdifferenzierung dieses Ansatzes (vgl. hier im Überblick etwa Moust et al. 1999; Glen /Wilkie 2001; Schwarz-Govaers 2002) fiel die Entscheidung hinsichtlich des Curriculums der Integrierten Pflegeausbildung für die in Maastricht erprobte „Version" des POL mit dem zentralen Analyse- und Bearbeitungskonzept des sogenannten „Siebensprungs" (vgl. Moust et al. 1999) (Abb. 1.3).

Entsprechend dieser Vorgehensweise werden Fälle, die praxisnah und anknüpfend an Vorwissen und -erfahrung der Lernenden konzipiert sind, in der Qualifikationsphase II bearbeitet. Damit gelingt es, entsprechend dem entwicklungslogisch strukturierten Curriculumansatz komplexe und problembehaftete Arbeitsaufgaben, eben „Fälle", die über den Grad der Standardisierung hinausweisen und nur zu lösen sind, wenn eine theorie- und erfahrungsgeleitete Problemlösungsstrategie entwickelt wird, im Rahmen der schulischen Ausbildung lernleitend einzubringen.

Die Lernenden orientieren sich bei der Bearbeitung in Kleingruppen am Vorgehen nach dem „Siebensprung", entwickeln größtmögliche Eigeninitiative, arbeiten aber zugleich insofern zielführend, als die Konstruktion der Fälle curricular an bereits erworbenem Wissen sowie Erfahrung anknüpft, die Lernenden aber gleichzeitig im Sinne einer lernpsychologisch echten kognitiven Dissonanz mit einer Aufgabe konfrontiert sind, die sie aufgrund ihres bisherigen Wissens- und Erfahrungsstands nicht lösen können. Auch in exemplarischer Hinsicht erwerben sie so eine Strategie- und Teamfähigkeit, die sie eigene Lernziele sowie Wege zum Erreichen dieser Lernziele suchen läßt. Schließlich werden die Ergebnisse im Diskurs mit der gesamten Lerngruppe präsentiert und einer abschließenden Bewertung, die ggf auch weiterführende Aspekte enthalten kann, unterzogen.

Das Curriculum der Integrierten Pflegeausbildung verfolgt bewusst einen partiell problemorientierten Ansatz in dem Sinne, dass das POL-Vorgehen zentral die Phase 3 der Ausbildung, also die Qualifikationsstufe II prägt. Diese Entscheidung basiert auf den Erkenntnissen und Schlussfolgerungen der gewählten entwicklungslogischen Struktur und läßt sich auch dementsprechend begründen. Dies stellt eine Variation zu originär POL-basierten Vorgehensweisen dar und gewährleistet nicht zuletzt die notwendige Kalkulierbarkeit integriert motivierter Inhaltsauswahl und -struktur im Hinblick auf die Phasen des Orientierungs- und des Zusammenhangswissens. Zudem wird so vom Problemverständnis her ein partielles Vertiefungswissen vorbereitet, das dann in Phase 4 nur durch die gezielte Mitwirkung von Experten erlangt werden kann.

Instrumente zur Sicherung des Theorie-Praxis-Transfers

Als Instrumente der Theorie-Praxis-Vernetzung sind zu nennen:

- Handlungspläne
- Transfertage

- Supervision
- Mentoren-Workshops

Handlungspläne

Die **Handlungspläne** sind das Kernelement des Skill-Trainings. Gemeinsam mit den Schülern werden in ihnen pflegerische Handlungen gemäß dem Prinzip der Handlungsindikatoren in einzelne Handlungsschritte „zerlegt". Diese Vorgehensweise ermöglicht sowohl eine vollständige Beschreibung der jeweiligen Handlung auf der Ebene der Artikulation als auch eine systematische Fertigkeitenentwicklung beim Lernenden. Komplexes Handeln wird so sprachlich codiert und damit auch lehr- und lernbar, indem eine Orientierung an klar definierten Handlungsschritten als Grundlage des unmittelbaren Trainierens vorliegt.

Handlungspläne bewegen sich somit auf einer regelgeleiteten, standardisierten Ebene. Das präzise und sichere Beherrschen ist die Basis für individuelle Variation und Flexibilität. Im Ausbildungsverlauf verdichtet sich die Komplexität der Handlungen, die Faktoren der Problemhaltigkeit und Vorhersehbarkeit gewinnen in den Phasen 3 und 4 besondere Bedeutung. Der Schwerpunkt der Arbeit mit Handlungsplänen liegt somit in den Phasen 1 und 2 der Ausbildung, aber auch in den folgenden Phasen können sie immer wieder als handlungssichernde Referenz dienen.

Nicht nur Lehrer und Schüler arbeiten im Rahmen des fachpraktischen Unterrichts mit diesem Instrument, die Handlungspläne begleiten die Schüler auch in der betrieblichen Praxis. Mentoren, Stations-/Abteilungsleitungen und über diese auch die übrigen Pflegenden können immer wieder auf die Handlungspläne zurückgreifen, die vor Ort verfügbar sind. So ist dieses Instrument nicht nur ein Mittel des Theorie-Praxis-Transfers, sondern auch ein wichtiges, qualitätssicherndes Kommunikationsinstrument zwischen Schule und Betrieb und damit auch ein Beitrag zu innerbetrieblicher Qualitätssicherung. Abbildung 1.**4** zeigt exemplarisch Elemente und Struktur eines Handlunsgplans.

Handlungsplan: Atmung

Atemvertiefende Maßnahmen: Bauchatmung

Allgemeines

Bauchatmung als atemvertiefende Maßnahme folgt dem Prinzip der Kontaktatmung.
Handkontakte können während der Ein- und Ausatmung gegeben werden.
Atembewegungen des Thorax, Bauches und der Flanken werden vertieft durch das Auflegen der Hände.
Die Hände der Pflegenden versuchen, sich dabei:

- dem Atemrhythmus des Pflegebedürftigen anzupassen,
- in die Atembewegungen einzufühlen,
- dem Pflegebedürftigen dadurch seine Atmung erfahrbar zu machen.

Meist stellt sich nach einigen Atemzügen eine abdominelle Atmung mit Heben und Senken der Bauchdecke ein.
Der Atemstrom beruhigt und vertieft sich. Es tritt eine Verbesserung der Atemqualität ein.
Die gleiche Technik kann als Flanken- bzw. Thoraxatmung durchgeführt werden. Die Hände werden entsprechend auf den Rücken bzw. seitlich am Thorax aufgelegt.

Handlungsplanung

Ich...

01. führe die hygienische Händedesinfektion durch
02. informiere die Person alters- und situationsgerecht über Zweck und Vorgehensweise
03. nutze die Möglichkeiten der rückenschonenden Arbeitsweise
04. lagere den Pflegebedürftigen entsprechend der geplanten Maßnahme
    – Pflegebedürftiger liegt mit leicht erhöhtem Oberkörper
    – Pflegebedürftiger liegt in leichter Dehnlage
05. lege eine, ggf. beide Hände, bei Säuglingen 2 Finger auf den Bauch im Bereich des Nabels
06. hebe meine Hand mit der Einatmung des Pflegebedürftigen ohne sie gänzlich von der Bauch-
07. senke während der Ausatmungsphase die Hand/Hände/Finger, wobei meine Hand/Hände einen leichten zunehmenden Druck ausüben
08. passe Heben und Senken meiner Hand/Hände/Finger dem vom Pflegebedürftigen vorgegebenen Rhythmus an
09. nehme den bei der Ausatmung augeübten sanften Druck wieder zurück, sobald sich die abdominelle Atmung eingestellt hat
10. lasse meine Hand/Hände/Finger passiv die Hebung und Senkung der Bauchdecke nachvollziehen
11. sorge für die Umgebung des Pflegebedürftigen
12. führe die hygienische Händedesinfektion durch
13. dokumentiere die Maßnahme

Abb. 1.**4** Handlungsplan: Atemvertiefende Maßnahmen – Bauchatmung

Transfertage und Supervision

Regelmäßige, in der Stundenplanung fest verankerte **Transfertage und Supervisionsangebote** sichern sowohl eine jeweils zeitnahe Praxisreflexion als auch eine persönliche Standortbestimmung. Dies ist insbesondere mit Bezug auf lange Praxisphasen von Bedeutung, aber auch bspw. zum jeweiligen Abschluss der einzelnen Basiskomponenten in Qualifikationsphase I. Dabei liegt der Schwerpunkt nicht nur im retrospektiven Durchdenken und Analysieren des Erlebten, sondern auch im perspektivischen Zusammenführen partieller Erfahrungen im Sinne eines sich kontinuierlich entwickelnden umfassenden Berufsverständnisses.
Eine hervorgehobene Bedeutung kommt diesen Instrumenten in Qualifikationsphase III zu, wo konkret erlebte Pflegesituationen, die als besonders problemhaltig und z. T. nicht bewältigbar erlebt wurden, zum Lerngegenstand werden. Hier werden u. a. durch Experten-Supervision Wege zu einem reflektierten Expertenwissen in den entsprechenden Lernbereichen aufgezeigt.

Mentoren-Workshops

Um auch personell eine enge Verzahnung zwischen Schule und Betrieb in qualifikatorischer und organisatorischer Hinsicht zu gewährleisten, finden regelmäßig Workshops mit den Mentoren vor Ort statt. Ziel dieses Angebotes ist sowohl die Information über Curriculumstruktur, -elemente und -instrumente als auch Schulung mit Blick auf ausbildungsleitende Konzepte wie etwa POL oder das Skills-Lab-Konzept. Hinzu kommt ein wichtiger Bestandteil unmittelbaren personellen Diskurses über Entwicklungen, Probleme etc. in der Praxis.

Lernerfolgskontrollen

Sowohl im schulischen wie im betrieblichen Teil der Ausbildung sollen umfassende und regelmäßige Lernerfolgskontrollen helfen, zur Ergebnissicherung von Wissen und Erfahrung beizutragen. Insofern dienen Lernerfolgskontrollen zum einen einer je persönlichen Leistungsbestandsaufnahme für die Schüler und zum anderen als lerndiagnostische Basis etwa für anzubietende Lernförderungsmaßnahmen.
Um dieses Anliegen zu gewährleisten, ist es notwendig, dass Lernerfolgskontrollen kontinuierlich den Ausbildungsprozess begleiten und dass sie zudem vielfältig angelegt sind. Im Rahmen der schulischen Ausbildung sind dies schriftliche (kognitiv verknüpfend), fachpraktisch-mündliche (psychomotorisch, verknüpfend mit kognitiven und affektiven Elementen) und mündliche (transferbildend, inhaltlich-argumentativ verknüpfend) Erfolgskontrollen. Dabei sind schriftliche und fachpraktisch-mündliche Erfolgskontrollen insbesondere in Qualifikationsphase I additiv angelegt, während die mündlichen Erfolgskontrollen am Ende der jeweiligen Basiskomponenten quasi als transferbildende „Klammer“ dienen. Zusätzlich finden phasenbezogen Zwischen- und Abschlussgespräche mit lerndiagnostisch-förderndem Hintergrund statt.
Mit Blick auf die betrieblichen bzw. (fach-)praktischen Ausbildungsanteile sind als zentrale lerndiagnostische Instrumente zum einen **Handlungsbewertungslisten** zu nennen, die sich unmittelbar aus den Handlungsplänen ableiten lassen (Abb. 1.**5**).
Mit Hilfe der Handlungsbewertungslisten ist ein systematisches und kriterienorientiertes Erfassen des Lernstandes der Lernenden bezogen auf eine konkrete Pflegehandlung möglich, Feedback und Lernabsprachen können gezielt auf die pflegerische Artikulation bezogen werden.
Die Handlungsbewertungslisten gehen in der Summe ihrer jeweils phasenbezogenen Ergebnisse zudem ein in eine umfassende **Beurteilungs- und Förderdokumentation**, die auch Beurteilungskriterien und -leitlinien für die eher psychosozialen Aspekte der praktischen Ausbildung formuliert und bezogen auf Zwischen- und Abschlussgespräche differenziert.
Wesentlich ist hierbei die Operationalisierung der einzelnen Beurteilungsbereiche nach Handlungsindikatoren, um möglichst konkret gebundene und somit kriterienorientierte Beurteilungen vornehmen zu können, die natürlich auch unmittelbaren Einfluss auf die Qualität des Feedbacks haben.
Die Beurteilung innerhalb der insgesamt 10 Beurteilungsbereiche geschieht im Rahmen einer 4er-Skalierung und muss bezogen auf die einzelnen Indikatoren begründet werden. Abgeleitet aus den jeweiligen Beurteilungen werden Zielvereinbarungen zwischen Mentoren und Lernenden getroffen.
Struktur und Gestaltung der Lernerfolgskontrollen basieren ebenso wie dies bei den anderen didaktisch-methodischen Elementen und Instrumenten der Fall ist auf dem grundlegend handlungsorientierten Ansatz der gesamten Curriculumentwicklung.
Die Darlegung der Konzeptgrundlagen des Curriculums der Integrierten Pflegeausbildung dient dem Ziel, ein Verständnis der wesentlichen Prämissen, Strukturen und Elemente zu gewährleisten. Dass dies im Rahmen der hier vorliegenden Veröffentlichung -nicht zuletzt auch aus Gründen der Lesbarkeit – in Teilen nur kursiv geschehen kann, ist den Autorinnen durchaus bewusst. In diesem Sinne freuen wir uns auf den vertieften wissenschaftlich-pflegepädagogischen Diskurs mit der Fachöffentlichkeit.

Handlungsbewertungsliste: Atmung

Atemvertiefende Maßnahmen: Bauchatmung

Allgemeines

Bauchatmung als atemvertiefende Maßnahme folgt dem Prinzip der Kontaktatmung.
Handkontakte können während der Ein- und Ausatmung gegeben werden.
Atembewegungen des Thorax, Bauches und der Flanken werden vertieft durch das Auflegen der Hände.
Die Hände der Pflegenden versuchen, sich dabei:

- dem Atemrhythmus des Pflegebedürftigen anzupassen,
- in die Atembewegungen einzufühlen,
- dem Pflegebedürftigen dadurch seine Atmung erfahrbar zu machen.

Meist stellt sich nach einigen Atemzügen eine abdominelle Atmung mit Heben und Senken der Bauchdecke ein.
Der Atemstrom beruhigt und vertieft sich. Es tritt eine Verbesserung der Atemqualität ein.
Die gleiche Technik kann als Flanken- bzw. Thoraxatmung durchgeführt werden. Die Hände werden entsprechend auf den Rücken bzw. seitlich am Thorax aufgelegt.

Handlungsbewertungsliste Der/die Lernende:	**Bewertung**			
	R	**F**	**ND**	**NE**
01. führt die hygienische Händedesinfektion durch	☐	☐	☐	☐
02. informiert die Person alters- und situationsgerecht über Zweck und Vorgehensweise	☐	☐	☐	☐
03. nutzt die Möglichkeiten der rückenschonenden Arbeitsweise	☐	☐	☐	☐
04. lagert den Pflegebedürftigen entsprechend der geplanten Maßnahme – Pflegebedürftiger liegt mit leicht erhöhtem Oberkörper – Pflegebedürftiger liegt in leichter Dehnlage	☐	☐	☐	☐
05. legt eine, ggf. beide Hände, bei Säuglingen 2 Finger auf den Bauch im Bereich des Nabels	☐	☐	☐	☐
06. hebt seine Hand mit der Einatmung des Pflegebedürftigen ohne sie gänzlich von der Bauchdecke zu lösen	☐	☐	☐	☐
07. senkt während der Ausatmungsphase die Hand/Hände/Finger, wobei seine Hand/Hände einen leichten zunehmenden Druck ausüben	☐	☐	☐	☐
08. passt Heben und Senken seiner Hand/Hände/Finger dem vom Pflegebedürftigen vorgegebenen Rhythmus an	☐	☐	☐	☐
09. nimmt den bei der Ausatmung ausgeübten sanften Druck wieder zurück, sobald sich die abdominelle Atmung eingestellt hat	☐	☐	☐	☐
10. lässt seine Hand/Hände/Finger passiv die Hebung und Senkung der Bauchdecke nachvollziehen	☐	☐	☐	☐
11. sorgt für die Umgebung des Pflegebedürftigen	☐	☐	☐	☐
12. führt die hygienische Händedesinfektion durch	☐	☐	☐	☐
13. dokumentiert die Maßnahme	☐	☐	☐	☐
Name: **Datum:** **gesamt**				

R = richtig F = falsch ND = nicht durchgeführt NE = nicht erforderlich

Abb. 1.5 Handlungsbewertungsliste: Atemvertiefende Maßnahmen – Bauchatmung

Ausbildungsphase	*Orientierungsphase*	*Qualifikationsphase I*	*Qualifikationsphase II*	*Qualifikationsphase III*
Kompetenzstufe	Erwerb von Orientierungs- und Überblickswissen über die Bearbeitung berufsorientierender Arbeitsaufgaben	Erwerb von Zusammenhangswissen über die Bearbeitung systematischer Arbeitsaufgaben	Erwerb von Detail- und Funktionswissen über die Bearbeitung problembehafteter spezieller Arbeitsaufgaben	Erwerb von erfahrungsbasiertem fachsystematischem Vertiefungswissen über die Bearbeitung nicht vorhersehbarer Arbeitsaufgaben
Strukturelemente schulischer Ausbildung	Orientierungsbereiche: ■ System Mensch ■ System Betrieb ■ Berufsanfänger als Lernende ■ Berufsanfänger als Pflegende	Strukturelemente: ■ Referenzrahmen ■ Psychosoziale Basiskomponenten menschlicher Existenz – Beziehungen eingehen und gestalten – Fühlen und Empfinden – Krisen durchleben – Aktiv und produktiv sein ■ Somatische Basiskomponenten menschlicher Existenz – Atmung und Kreislaufregulation – Verständigung – Bewusstsein – Nahrungs- und Flüssigkeitsaufnahme/Ausscheidung – Bewegung – Körperpflege ■ Rechtliche und betriebswirtschaftliche Aspekte pflegerischen Handelns	Basiskomponenten übergreifende problemorientierte Fallarbeit in den Lernbereichen: Altenpflege ■ Teamarbeit ■ Rehabilitation ■ Beschäftigungsanleitung ■ Altenhilfekonzepte ■ Heimeinzug ■ Pflegerische Problemkonstellationen im Zusammenhang mit dementiellen Erkrankungen ■ Pflegerische Problemkonstellationen im Zusammenhang mit chronischen Erkrankungen Kinderkrankenpflege ■ Teamarbeit ■ Rehabilitation ■ Berufsgeschichte ■ Pflegeüberleitung ■ Frühgeborenenpflege ■ Pflegerische Problemkonstellationen im Zusammenhang mit der Vernachlässigung und Misshandlung von Kindern ■ Pflegerische Problemkonstellationen im Zusammenhang mit operativen Eingriffen Krankenpflege ■ Teamarbeit ■ Rehabilitation ■ Berufsgeschichte ■ Pflegerische Problemkonstellationen im Zusammenhang mit dementiellen Erkrankungen ■ Pflegerische Problemkonstellationen im Zusammenhang mit chronischen Erkrankungen ■ Pflegerische Problemkonstellationen im Zusammenhang mit psychisch erkrankten Menschen ■ Pflegerische Problemkonstellationen im Zusammenhang mit onkologisch erkrankten Menschen	Schülerinitiierte, individuelle Praxisreflexion mit entsprechend vertiefenden Lernangeboten

Ausbildungsphase	*Orientierungsphase*	*Qualifikationsphase I*	*Qualifikationsphase II*	*Qualifikationsphase III*
Stunden				
Integrierter Unterricht	346	1300	100	20
Altenpflege		468[1]	150	130
Kinderkrankenpflege		102	150	130
Krankenpflege		84	150	130
Betriebliche Ausbildung	■ 4 Orientierungspraktika (je 1 Woche) im Rotationsverfahren ■ 1 Praxiseinsatz (8 Wochen)	■ 6 Praxiseinsätze; insgesamt 48 Wochen ■ davon 1 im Nachbarberuf	■ 3 Praxiseinsätze; insgesamt 12 Wochen ■ davon 1 im Nachbarberuf	■ 2 Praxiseinsätze; insgesamt 8 Wochen ■ alle im originären Bereich

[1] Im durchgeführten Modellprojekt wurden für den Bereich der Altenpflege aufgrund der unumgänglich verbindlichen gesetzlichen Regelungen zusätzliche Unterrichtsstunden in den Strukturelementen „Referenzrahmen“, „Aktiv und produktiv sein“ sowie „Rechtliche und betriebswirtschaftliche Aspekte pflegerischen Handelns“ vorgesehen. Das Angebot dieses Zusatzkontingents wurde organisatorisch gewährleistet. Für die projektunabhängige, zukünftige Arbeit mit dem vorliegenden Curriculum ist darauf hinzuweisen, dass – insbesondere auch vor dem Hintergrund der nunmehr bundesgesetzlichen Regelungen – die Anzahl der spezifischen Stunden in der Altenpflege (vor allem im rechtlichen und betriebswirtschaftlichen Teil) deutlich gekürzt werden könnten und somit ein ähnliches Verhältnis von integriertem zu spezifischem Unterricht entstünde wie in der Krankenpflege und Kinderkrankenpflege.

Hinweis zur Lesbarkeit des folgenden Curriculums

Sofern nicht gesondert durch die Abkürzungen
AP → Altenpflege
AKP → Allgemeine Krankenpflege
KKP → Kinderkrankenpflege
in den Übersichten gekennzeichnet, gilt, dass die ausgewiesenen Unterrichtseinheiten (UE) integriert unterrichtet werden.

2 Orientierungsphase

Qualifikationsphase III:
erfahrungsgeleitetes und fachsystematisches Vertiefungswissen

Qualifikationsphase II:
Detail- und Funktionswissen

Qualifikationsphase I:
Verstehen von Zusammenhängen

Orientierungsphase:
Orientierungs- und Überblickswissen

Die Orientierungsphase wird in vier Bereiche gegliedert:

2.1 Orientierungsbereich: System Mensch

Übersicht

Modul 1: Anthropologische und sozialwissenschaftliche Grundlagen

Unterrichtseinheit	*Ziele*	*Inhalt*	*Std.*
UE 1: Beiträge der Anthropologie und Ethik	Die Lernenden ■ kennen den Begriff und den Gegenstand der Anthropologie, ■ setzen sich insbesondere mit dem christlichen Menschbild auseinander, ■ stellen einen Bezug zum pflegerischen Handeln her.	Einführung in die Anthropologie: ■ Definition, ■ christliches Menschenbild.	2
	Die Lernenden ■ kennen den Begriff und den Gegenstand der Ethik.	Einführung in die Ethik	4
	Die Lernenden ■ setzen sich mit der Frage nach dem Sinn des Lebens auseinander.	Sinnfrage	2
	Die Lernenden ■ definieren den eigenen Standort zu ethischen Wertvorstellungen.	Handlungsethische Wertvorstellungen	4
	Die Lernenden ■ setzen sich mit der Frage nach Gott auseinander.	Frage nach Gott	2
	Die Lernenden ■ verschaffen sich einen Überblick über die Grundlagen der verschiedenen Religions- und Glaubensgemeinschaften.	Religionsgemeinschaften: ■ Islam, ■ Judentum, ■ Orthodoxie, ■ Zeugen Jehovas.	6
UE 2: Beiträge der Pädagogik	Die Lernenden ■ kennen den Begriff und Gegenstand der Pädagogik.	Einführung in die Pädagogik	4
	Die Lernenden ■ kennen die anthropologischen Grundlagen zur Lern- und Erziehungsfähigkeit des Menschen.	Anthropologische Grundlagen der Erziehung	4

Unterrichtseinheit	*Ziele*	*Inhalt*	*Std.*
UE 3: Beiträge der Psychologie	Die Lernenden ■ kennen den Begriff und Gegenstand der Psychologie.	Einführung in die Psychologie	4
	Die Lernenden ■ verschaffen sich einen Überblick über die Hauptströmungen der Psychologie.	Richtungen der Psychologie	2
	Die Lernenden ■ kennen die Grundlagen des Wahrnehmungs- und Beobachtungsprozesses.	Grundlagen der Wahrnehmung und Beobachtung	2
	Die Lernenden ■ kennen die Grundlagen sozialer Interaktion und Kommunikation.	Grundlagen der Kommunikation	2
	Die Lernenden ■ erfahren die Bedeutung der Supervision für ihren Berufsalltag.	Supervision: Einführung	2
UE 4: Beiträge der Soziologie	Die Lernenden ■ kennen den Begriff und Gegenstand der Soziologie.	Einführung in die Soziologie	4

NOTIZEN

Modul 2: Medizinische und naturwissenschaftliche Grundlagen

Unterrichtseinheit	*Ziele*	*Inhalt*	*Std.*
UE 1: Beiträge der Biologie, Anatomie und Physiologie	Die Lernenden ■ beschreiben und identifizieren ausgewählte Organe, ■ ordnen die jeweiligen Fachbegriffe zu, ■ erläutern in Kurzform die Funktionszusammenhänge.	■ Zelle und Gewebe (7 Std.), ■ Kreislauforgane, ■ Nervensystem, ■ Atmungsorgane, ■ Bewegungsapparat, ■ Verdauungs- und Stoffwechselorgane, ■ Blut- und Lymphsysteme, ■ Immunsysteme, ■ Nieren und ableitende Harnorgane, ■ Endokrines System, ■ Geschlechtsorgane, ■ Sinnesorgane, ■ Haut- und Hautanhangsorgane, ■ Wärmeregulation.	30

NOTIZEN

2.2 Orientierungsbereich: System Betrieb

Übersicht 22

Modul 1: Organisation von Institutionen im Gesundheits- und Sozialwesen

Unterrichtseinheit	*Ziele*	*Inhalt*	*Std.*
UE 1: Träger und Institutionen	Die Lernenden ■ gewinnen einen Überblick über die historische Entwicklung und den Aufbau des Gesundheits- und Sozialwesens in der Bundesrepublik Deutschland.	Historische Entwicklung und Überblick über das Gesundheits- und Sozialwesen in der Bundesrepublik Deutschland	8
	Die Lernenden ■ benennen die unterschiedlichen Träger von Institutionen im Gesundheits- und Sozialwesen. ■ kennen die Unterschiede der Träger nach Motivation und Zielsetzung.	Trägerformen Motivation und Zielsetzung	2
	Die Lernenden ■ definieren die Begriffe: ambulant, stationär und teilstationär, sie können Einrichtungen nennen und diese den Trägerformen zuordnen.	Begriffe: ■ ambulant, ■ stationär, ■ teilstationär.	2
	Die Lernenden ■ gewinnen einen Überblick über die Organisation und Struktur der/des Schulträgers und ordnen diese den Trägersystemen zu.	Organisation und Struktur der/des Schulträgers	2
	Die Lernenden ■ benennen die verschiedenen Bereiche, in denen Pflegekräfte arbeiten.	Bereiche der verschiedenen Institutionen	2
	Die Lernenden ■ informieren sich über die Berufsgruppen mit denen sie in den Institutionen und funktionellen Einheiten zusammenarbeiten.	Berufsgruppen der verschiedenen Institutionen und funktionellen Einheiten	2

Unterrichtseinheit	Ziele	Inhalt	Std.
	Die Lernenden ■ beschreiben die Zimmereinrichtung im Altenheim und Krankenhaus und erklären die Funktionalität des wesentlichen Mobiliars.	Zimmereinrichtung	2
	Die Lernenden ■ kennen die Grundlagen der Aufbau- und Ablauforganisation und der Organisation von Arbeitsprozessen ■ erkennen das Organigramm als Instrument zur Strukturierung betrieblicher Organisation in den verschiedenen Bereichen. ■ kennen die einzelnen Pflegesysteme und können Vor- und Nachteile für die Organisation der Pflegearbeit einordnen.	Aufbauorganisation: ■ Organigramm. Ablauforganisation ■ Organisation von Arbeitsprozessen, ■ Organisation der Pflegearbeit, ■ Pflegesysteme.	6
	Die Lernenden ■ kennen die Grundlagen der Qualitätssicherung in der Organisation und können ihre Bedeutung einschätzen.	Einführung: Qualitätssicherung in der Organisation Struktur-, Prozess- und Ergebnisqualität	4
UE 2: Ausgewählte rechtliche Grundlagen	Die Lernenden ■ kennen den Aufbau des Rechtswesens der Bundesrepublik Deutschland. ■ kennen die einzelnen Rechtsgebiete und können Beispiele von Gesetzen zuordnen. ■ erkennen die Relevanz der beiden Gesetze für die Berufsausübung und internalisieren die Inhalte. ■ kennen in Grundzügen das Heimgesetz und den Krankenhausbehandlungsvertrag als rechtliche Grundlage für die Aufnahme in die jeweilige Institution.	Einführung Recht Rechtsgebiete Schweigepflicht, Datenschutz Vertragliche Grundlagen: ■ Heimgesetz, ■ Krankenhausbehandlungsvertrag.	10
	Die Lernenden ■ wissen, dass der Ausbildungsvertrag rechtlich ihr Ausbildungsverhältnis regelt und kennen die daraus resultierenden Verbindlichkeiten gegenüber dem Träger.	Ausbildungsvertrag – Trägerstruktur	2

NOTIZEN

2.3 Orientierungsbereich: Berufsanfänger als Lernende

Übersicht 25

Modul 1: Strukturierung und Organisation der Ausbildung

Unterrichtseinheit	*Ziele*	*Inhalt*	*Std.*
UE 1: Struktur und Verbindlichkeiten der Ausbildung	Die Lernenden ■ lernen sich gegenseitig kennen und machen sich mit ihrem sozialen und schulischen Umfeld vertraut, ■ kennen die Struktur und Organisation der Ausbildung, den Wechsel zwischen schulischen und betrieblichen Ausbildungsanteilen und erhalten einen Ausbildungsüberblick. ■ beschreiben ihre Erwartungen an die Ausbildung, ■ strukturieren gemeinsam die Beziehung: Lehrende – Lernende und Lernende – Lernende.	Berufsanfang: ■ persönliche Vorstellung, ■ soziales und schulisches Umfeld, ■ Modalitäten zu Beginn, ■ Urlaub, Jahresplan, Stundenplan, ■ Wechsel zwischen schulischen und betrieblichen Ausbildungsanteilen, ■ Erwartungen an die Auszubildenden, ■ Beziehung: Lehrende – Lernende, ■ Beziehung: Lernende – Lernende.	10
	Die Lernenden ■ kennen die curriculare Grundstruktur ihrer Ausbildung.	Curriculum: ■ „Integrierte Pflegeausbildung"	2
	Die Lernenden ■ kennen ihre Rechte und Pflichten als Auszubildende, ■ kennen die Möglichkeiten der Mitbestimmungen in kirchlichen Einrichtungen, ■ kennen den Aufbau und die Inhalte der Gehaltsabrechnung.	■ Schülerrechte – Schülerpflichten, ■ Möglichkeiten der Mitbestimmung (MAV, SMV), ■ Vergütung und Gehaltsabrechnung, ■ Überstunden und Sonderregelungen.	4

NOTIZEN

Modul 2: Methoden des Lernens

Unterrichtseinheit	*Ziele*	*Inhalt*	*Std.*
UE 1: Lernstrategien	Die Lernenden ▪ kennen die Methoden des Lernens, den Umgang mit der Fachliteratur, die sinnvolle Einteilung der Zeit und können diese anwenden.	▪ Methoden des Lernens, ▪ Zeitmanagement, ▪ Umgang mit Fachliteratur, ▪ Bibliotheksordnung.	18
	Die Lernenden ▪ informieren sich über pflegebezogene Fachzeitschriften und Fachliteratur und können ihre Bedeutung für das Berufsleben einschätzen.	Umgang mit pflegebezogenen Fachzeitschriften und Fachliteratur	4
UE 2: Fachterminologie	Die Lernenden ▪ benennen die Bestandteile medizinischer Fachbegriffe, ▪ definieren Grundelemente und -strukturen der medizinischen Fachsprache und können sie als Bestandteile der Fachsprache erkennen, ▪ benennen die Bauelemente und Abschnitte des Körpers und definieren Richtungs- und Lagebezeichnungen, ▪ erkennen, analysieren und definieren allgemeine Begriffe, ▪ erkennen und definieren wichtige Arzneimittelklassen.	Fachsprache: ▪ Bestandteile medizinischer Fachbegriffe, ▪ Grundelemente und -strukturen der medizinischen Fachsprache, ▪ Bauelemente und Abschnitte des Körpers, ▪ Richtungs- und Lagebezeichnungen, ▪ Begriffe der Fachsprache: – Symptome und Krankheiten, – Untersuchungsmethoden, – Behandlungsverfahren, – Arzneimittelklassen.	8
UE 3: Moderne Medien	Die Lernenden ▪ erkennen die Bedeutung der EDV für die Pflege, ▪ benennen die wesentlichen Komponenten des PCs und der Umgebungsgeräte, ▪ üben den Umgang mit PC, Anwendersoftware (Grundlagen) und Internet.	EDV in der Pflege	20

NOTIZEN

2.4 Orientierungsbereich: Berufsanfänger als Pflegende

Modul 1: Pflege und Beruf

Unterrichtseinheit	*Ziele*	*Inhalt*	*Std.*
UE 1: Verständnis von beruflicher Pflege	Die Lernenden ■ kennen verschiedene Definitionen von Pflege und setzen diese in Bezug zu ihrem eigenen Pflegeverständnis.	Definitionen von Pflege ■ Definitionen der Lernenden, ■ Definitionen von Pflegetheoretikerinnen, Verbänden etc.	4
	Die Lernenden ■ identifizieren und beschreiben Gemeinsamkeiten und Unterschiede zwischen nicht beruflich und beruflich ausgeübter Pflege.	Pflege als Beruf: ■ Abgrenzung Selbst-, Laien-, beruflich ausgeübte Pflege, ■ Berufsentstehung, ■ Merkmale eines Berufs, ■ Berufsbild „Pflege“.	4
	Die Lernenden ■ benennen Tätigkeitsfelder beruflich ausgeübter Pflege, ■ identifizieren Schwerpunkte der jeweiligen Pflegeberufe, ■ ordnen Aufgaben beruflich ausgeübter Pflege in das Gesamtsystem des Gesundheits- und Sozialwesens ein.	Berufsaufgaben (jeweils bezogen auf alle drei Berufe): ■ gesellschaftlicher Auftrag, ■ Tätigkeitsfelder, ■ Berufsverbände, ■ Pflege als Dienstleistung.	4
	Die Lernenden ■ kennen die für die Ausbildungen in den Pflegeberufen relevanten gesetzlichen Grundlagen und hieraus resultierende Verbindlichkeiten.	Gesetzliche Grundlagen: ■ Entwicklung gesetzlicher Regelungen, ■ Ausbildungsgesetze, ■ Ausbildungsziele, ■ Ausbildungs- und Prüfungs(ver)ordnungen.	8

Unterrichtseinheit	*Ziele*	*Inhalt*	*Std.*
UE 2: Berufsrelevante Kompetenzbereiche	Die Lernenden ■ nennen berufsrelevante Kompetenzen.	Erforderliche Kompetenzen zur beruflichen Ausübung von Pflege: ■ berufliche Handlungskompetenz (Kompetenzbereiche und Einzelkompetenzen), ■ Fertigkeiten, ■ Qualifikationen.	4
	Die Lernenden ■ reflektieren Anspruch und Erwartungen an das eigene berufliche Handeln.	■ Pflege als personenorientierte Dienstleistung, ■ Haltung gegenüber pflegebedürftigen Menschen und deren Bezugspersonen, ■ verantwortliches Handeln, ■ Anspruch und Erwartungen an das eigene Handeln.	2
	Die Lernenden ■ verstehen die Bedeutung pflegewissenschaftlicher Arbeit für das pflegerische Handeln.	Pflegewissenschaft ■ Einführung in die Pflegewissenschaft, ■ grundlegende Begriffe, ■ Grundlagen der Pflegeforschung (Grundlagen- und klinische Forschung – Beispiel).	4
	Die Lernenden ■ beschreiben die Schritte des Pflegeprozesses, ■ erkennen den Pflegeprozess als systematische und zielgerichtete Methode pflegerischen Handelns.	Pflegerisches Handeln als Problemlösungs- und Beziehungsprozess: ■ Pflegeprozessmodell (Regelkreis), ■ Schritte/Phasen des Pflegeprozesses, ■ Einbeziehung von pflegebedürftigen Menschen und deren Bezugspersonen.	4
	Die Lernenden ■ erkennen die Pflegedokumentation als intra- und interdisziplinäres Instrument der Informationsweitergabe und als Nachweis für pflegerisches Handeln.	■ Pflegedokumentation, ■ Pflegedokumentationssysteme (exemplarisch).	2
	Die Lernenden ■ setzen sich mit den Trägerleitbildern und dem Ausbildungsleitbild auseinander und setzen diese in Bezug zum pflegerischen Handeln.	Ideelle Wertorientierung: ■ Trägerleitbild, ■ Ausbildungsleitbild.	6

Unterrichtseinheit	*Ziele*	*Inhalt*	*Std.*
UE 3: Erste Hilfe	Die Lernenden ■ kennen die Maßnahmen der Erstversorgung und handeln in Notfällen adäquat.	■ Allgemeines Verhalten bei Notfällen, ■ Erstversorgung, ■ Maßnahmen der Wiederbelebung, ■ Transport, ■ Blutstillung, ■ Wundversorgung, ■ Versorgung bei Knochenbrüchen, ■ Maßnahmen bei Schockzuständen, ■ Maßnahmen bei Vergiftungen, ■ Maßnahmen bei sonstigen Notfällen.	32

NOTIZEN

Modul 2: Grundlegende Prinzipien pflegerischen Handelns

Unterrichtseinheit	*Ziele*	*Inhalt*	*Std.*
UE 1: Arbeitsorganisation	Die Lernenden ■ beschreiben Aufbau- und Ablauforganisation als Subebenen der Arbeitsorganisation, ■ beschreiben Pflegemaßnahmen als Durchführungsebene geplanter und strukturierter Pflege, ■ kennen die Elemente Vorbereitung, Durchführung und Nachbereitung als strukturelle Bestandteile einer vollständigen Pflegemaßnahme, ■ beschreiben die Bezugspunkte der Elemente, ■ beschreiben die zugehörigen Handlungsglieder.	Strukturierung pflegerischer Maßnahmen: ■ Organisation pflegerischer Tätigkeiten, ■ Strukturelemente pflegerischer Maßnahmen und deren Bezugspunkte.	10
	Die Lernenden ■ ordnen pflegerische Fertigkeiten in die Gesamtheit pflegerischen Handelns ein.	Pflegerische Fertigkeiten: ■ theoretische Grundlagen: – Training von Fertigkeiten, – Handlungsketten, – Handlungsindikatoren, – fachpraktischer Unterricht.	2
UE 2: Hygiene	Die Lernenden ■ kennen Prinzipien und Bedeutung der Hygiene für pflegerisches Handeln, ■ beherrschen die Technik der hygienischen Händedesinfektion, ■ stellen eine Lösung zur Flächendesinfektion in vorgeschriebener Konzentration her.	Hygiene: ■ grundlegende Begriffe und Verfahren (Asepsis, Antisepsis, Desinfektions- und Sterilisationsverfahren etc. – Überblick!), ■ körpereigene Keimbesiedlung, ■ Berufs- und Schutzkleidung, ■ Unfallverhütung und Schutz vor Berufskrankheiten, ■ Schutz vor ionisierenden Strahlen.	10

Unterrichtseinheit	*Ziele*	*Inhalt*	*Std.*
UE 3: Kinästhetik	Die Lernenden ■ kennen die Bedeutung der Selbstkontrolle im pflegerischen Tun, ■ kennen die grundlegenden Konzepte der Kinästhetik und haben deren Bedeutung für ihr Arbeitsfeld reflektiert, ■ sind in der Lage, Menschen einfacher zu bewegen und sie dadurch in ihrer Gesundheitsentwicklung zu unterstützen, ■ entwickeln ihre persönlichen Bewegungs- und Handlungsfähigkeiten, um das Risiko von berufsbedingten Verletzungen und Überlastungsschäden zu reduzieren.	Integrierter Kinästhetik-Kurs: ■ Grundkurs: Kinästhetik in der Pflege, ■ Grundkurs: Infant-Handling.	28
UE 4: Autoprävention	Die Lernenden ■ kennen Prinzipien und Bedeutung der rücken-schonenden Arbeitsweise und wenden diese an.	■ Physiologische und ergonomische Bewegung, ■ rückenschonendes Arbeiten.	4
	Die Lernenden ■ kennen die verschiedenen Pflegebetten (Altenpflegeheim, Krankenhaus, Kinderabteilung), ■ beherrschen die Technik des Bettens, ■ beherrschen die verschiedenen Hebe-, Trage und Grifftechniken.	■ Pflegebetten: Anforderungen und Ausstattung, ■ Technik des Bettens, ■ Hebe- und Tragetechniken.	10
UE 5: Wahrnehmen und Beobachten in der Pflege	Die Lernenden ■ kennen die Grundlagen des Wahrnehmungs- und Beobachtungsprozesses, ■ verstehen die Notwendigkeit und Bedeutung einer umfassenden Beobachtung für das pflegerische Handeln.	Wahrnehmen und Beobachten: ■ Begriffsbestimmung (Verweis Psychologie), ■ Stellenwert in der Pflege, ■ Bezug zur pflegerischen Anamnese, ■ Beobachtungsbereiche, ■ Beobachtungskriterien.	10
UE 6: Ausgewählte Berufsfertigkeiten	Die Lernenden ■ führen die Beobachtung/Messung/Bestimmung des/der... unter Beachtung festgelegter Kriterien sach- und fachgerecht durch.	Fertigkeiten: ■ Größenmessung, ■ Gewichtsbestimmung, ■ Bestimmung des Ernährungszustandes, ■ Pulsmessung, ■ Blutdruckmessung, ■ Temperaturmessung, ■ Beobachtung der Atmung, ■ jeweils inklusive Dokumentation.	14

NOTIZEN

3 Qualifikationsphase I

Qualifikationsphase III:
erfahrungsgeleitetes und fachsystematisches Vertiefungswissen

↑

Qualifikationsphase II:
Detail- und Funktionswissen

↑

Qualifikationsphase I:
Verstehen von Zusammenhängen

↑

Orientierungsphase:
Orientierungs- und Überblickswissen

Die Qualifikationsphase I setzt sich aus insgesamt 12 Strukturelementen zusammen:

3.1 Referenzrahmen

Modul 1: Pflegewissenschaftlicher Rahmen

Unterrichtseinheit	*Ziele*	*Inhalt*	*Std.*
UE 1: Erklärungsmodelle der Pflege	Die Lernenden ■ erkennen Pflegemodelle als systematische Beschreibungen des Phänomens „Pflege“ mit jeweils unterschiedlicher inhaltlicher Akzentuierung.	Erklärungsmodelle der Pflege: ■ Metatheoretische Annäherung, ■ Klassifikation (Meleis), ■ Inhaltliche Akzentuierung, ■ Zuordnung.	6
UE 2: Methoden der Pflege	Die Lernenden ■ beschreiben den Pflegeprozess als systematische und zielgerichtete Methode pflegerischen Handelns, ■ erkennen Aufnahme- und Entlassungsgespräch sowie Pflegevisite als bedeutsame Elemente für die Gestaltung der pflegerischen Beziehung, ■ setzen Pflegediagnosen und Pflegestandards in Bezug zum Pflegeprozess.	Methoden der Pflege: ■ Pflegeprozess, ■ Aufnahmegespräch, Pflegevisite, Entlassungsgespräch, ■ Pflegediagnosen, ■ Pflegestandards.	12

NOTIZEN

Modul 2: Lebenslaufbezogene Prozesse

Unterrichtseinheit	*Ziele*	*Inhalt*	*Std.*
UE 1: Psychosoziale Entwicklung des Menschen	Die Lernenden ■ beschreiben die psychosozialen Entwicklungsphasen des Menschen, die daraus resultierenden Entwicklungsaufgaben und setzen sie in Bezug zu ihrem pflegerisch-pädagogischen Handeln.	Psychosoziale Entwicklung des Menschen (Erikson): ■ Lebensphase, ■ Der Begriff der psychosozialen Krise, ■ Bezugspersonen, ■ Verhaltensweise, ■ Positive Bewältigung, ■ Zentrale Stärke, ■ Negative Bewältigung.	6
UE 2: Funktionale Entwicklung des Menschen	Die Lernenden ■ beschreiben die morphologische und motorische Entwicklung und die damit verbundenen funktionalen Veränderungen des Menschen in den unterschiedlichen Lebensphasen und setzen sie in Beziehung zu ihrem pflegerisch-pädagogischen Handeln.	Funktionale Entwicklung des Menschen: ■ Morphologische Entwicklung, ■ Motorische Entwicklung.	6
UE 3: Kognitive Entwicklung des Menschen	Die Lernenden ■ beschreiben die Stadien der kognitiven Entwicklung des Menschen und leiten daraus die Bedeutung für das Lernen ab, ■ beschreiben die Bedeutung von Motivation für ihr pflegerisch-pädagogisches Handel.	Kognitive Entwicklung des Menschen: ■ Stadien der kognitiven Entwicklung (Piaget), ■ Lernen, ■ Motivation.	6
UE 4: Sozialisation des Menschen	Die Lernenden ■ beschreiben die Ebenen der Sozialisation und deren Interdependenzen, ■ verstehen den Zusammenhang zwischen Sozialisationsbedingungen und der psychosozialen, funktionalen und kognitiven Entwicklung des Menschen, ■ verstehen die spezifischen Bedingungen der gesundheitlichen Sozialisation.	Sozialisation des Menschen: ■ Ebenen der Sozialisation, ■ Sozialisationsbedingungen und deren Auswirkungen, ■ gesundheitliche Sozialisation.	6
UE 5: Alternsprozesse	Die Lernenden ■ verstehen und beschreiben Dimensionen des menschlichen Alterns, ■ setzen ihre Kenntnisse in Bezug zu ihrem pflegerischen Handeln.	Sozialisationsprozesse des Menschen im Alter: ■ Grundlagen der Gerontologie, ■ gesellschaftliches Bild von Alter und Krankheit, ■ Alternsprozesse.	15 *(AP)*

Unterrichtseinheit	*Ziele*	*Inhalt*	*Std.*
UE 6: Altersbilder und Alternstheorien	Die Lernenden ■ verstehen und beschreiben Theorien über das Altern, ■ setzen ihre Kenntnisse in Bezug zu ihrem pflegerischen Handeln.	Altersbilder und Alternstheorien: ■ Altersbilder und -stereotype, ■ intergenerative Probleme, ■ ausgewählte Alternstheorien.	15 (*AP*)
UE 7: Soziologische Aspekte des Alters	Die Lernenden ■ verstehen und beschreiben soziologische Aspekte des Alters, ■ setzen ihre Kenntnisse in Bezug zu ihrem pflegerischen Handeln.	Soziologische Aspekte des Alters: ■ demographische Entwicklung, ■ Gerontosoziologie, ■ ausgewählte menschliche Aktivitäten und deren Bedingungsfaktoren bzw. Artikulation im höheren Lebensalter.	20 (*AP*)

NOTIZEN

Modul 3: Gesund sein – krank sein – pflegebedürftiger Mensch sein

Unterrichtseinheit	*Ziele*	*Inhalt*	*Std.*
UE 1: Modelle von Gesundheit und Krankheit	Die Lernenden ■ beschreiben Erklärungsmodelle von Gesundheit und Krankheit aus Sicht verschiedener Wissenschaften und setzen diese in Bezug zum pflegerischen Handeln.	Modelle von Gesundheit und Krankheit: ■ medizinisches Erklärungsmodell, ■ psychologisches Erklärungsmodell, ■ soziologisches Erklärungsmodell, ■ interdisziplinäre Erklärungsmodelle.	10
UE 2: Allgemeine Krankheitslehre	Die Lernenden ■ beschreiben die Faktoren für die Entstehung von Krankheiten.	Allgemeine Krankheitslehre: ■ Krankheit und Krankheitsursachen, ■ Reaktionssysteme des Organismus, ■ Reaktionsmuster des Organismus, ■ Abwehrmechanismen des Organismus, ■ Immunpathologie, ■ Entzündung, ■ Kreislaufstörungen.	10
UE 3: Naturheilverfahren	Die Lernenden ■ beschreiben Prinzipien, diagnostische und therapeutische Maßnahmen ausgewählter Naturheilverfahren, ■ setzen ihre Kenntnisse in Bezug zu ihrem pflegerischen Handeln.	Naturheilverfahren: ■ allgemeine Begriffsbestimmungen, ■ diagnostische Verfahren, ■ therapeutische Methoden, ■ angewandte Naturheilkunde.	26 (*AP*)

NOTIZEN

Modul 4: Naturwissenschaftliche Grundlagen

Unterrichtseinheit	*Ziele*	*Inhalt*	*Std.*
UE 1: Mikrobiologie	Die Lernenden ■ beschreiben Bau, Wachstum und Vermehrung der häufigsten krankheitserregenden Mikroorganismen.	Mikrobiologie: ■ Mikroorganismen, ■ Krankheitserreger: – Bakterien, – Viren, – Pilze, – Parasiten.	20
UE 2: Allgemeine Infektionslehre	Die Lernenden ■ beschreiben Ursachen, Diagnostik, Verlauf und Therapie von Infektionskrankheiten.	Allgemeine Infektionslehre: ■ Infektionskrankheit, ■ Infektionsausbreitung, ■ Angriffswege der Erreger, ■ menschliche Abwehrmechanismen, ■ Symptomatik bei Infektionskrankheiten, ■ Diagnostik und Therapie.	10
UE 3: Hygiene	Die Lernenden ■ beschreiben die Prinzipien hygienischen Arbeitens und setzen diese in Bezug zu ihrem pflegerischen Handeln.	Hygiene: ■ Desinfektion, ■ Sterilisation, ■ Isolierung von Menschen mit Infektionskrankheiten.	20
UE 4: Umwelthygiene	Die Lernenden ■ beschreiben Gegenstand und Ziele der Umwelthygiene und setzen diese in Bezug zu ihrem beruflichen Handeln.	Umwelthygiene: ■ Klima, ■ Hygiene des Bodens, der Luft, des Wassers.	10
UE 5: Pharmakologie	Die Lernenden ■ beschreiben pharmakologische Grundbegriffe und Prinzipien der Entwicklung von Arzneimitteln.	Pharmakologie: ■ Grundbegriffe der Pharmakologie und Toxikologie, ■ Herkunft und Bedeutung von Arzneimitteln.	4
UE 6: Arzneimittellehre	Die Lernenden ■ beschreiben Prinzipien des verantwortlichen Umgangs mit Arzneimitteln.	Arzneimittellehre: ■ verantwortlicher Umgang mit Arzneimitteln, ■ Arzneiformen, ■ Haltbarkeit, Lagerung und Hygiene, ■ Wirtschaftlichkeit und Umweltverträglichkeit.	10

Unterrichtseinheit	*Ziele*	*Inhalt*	*Std.*
UE 7: Anorganische und organische Chemie	Die Lernenden ■ verstehen pflegebezogene Grundlagen der anorganischen und organischen Chemie und setzen sie in Bezug zu ihrem pflegerischen Handeln.	Anorganische und organische Chemie: ■ Wasser als Lösungsmittel, ■ Konzentrationen, ■ Diffusion, Osmose, Dialyse, ■ pH-Wert und Puffersysteme, ■ Hämoglobin, ■ Kohlenhydrate, Eiweiße, Fette.	20
UE 8: Physik	Die Lernenden ■ verstehen pflegebezogene Grundlagen der Physik und setzen sie in Bezug zu ihrem pflegerischen Handeln.	Physik: ■ Wärmelehre, ■ Elektrizitätslehre, ■ Optik, ■ Akustik, ■ Mechanik, ■ Strahlenphysik.	24

Modul 5: Hauswirtschaftliche Versorgung

Unterrichtseinheit	*Ziele*	*Inhalt*	*Std.*
UE 1: Arbeiten im Privathaushalt/Altenheim	Die Lernenden ■ verstehen berufsbezogene Grundlagen der Hauswirtschaft und setzen sie in Bezug zu ihrem pflegerischen Handeln.	Arbeiten im Privathaushalt/Altenheim: ■ arbeitstechnische Grundbegriffe, ■ Rationalisierung der Hausarbeit, ■ Arbeitssicherheit, ■ Einkaufen, ■ Textilpflege, ■ Verbraucherschutzgesetze, -verordnungen, -interessenvertretungen (Organisationen, Verbände).	20 (*AP*)

NOTIZEN

3.2 Psychosoziale Basiskomponente: Beziehungen eingehen und gestalten

Modul 1: Beziehung zwischen Pflegeperson und pflegebedürftigem Menschen/Bezugsperson

Unterrichtseinheit	*Ziele*	*Inhalt*	*Std.*
UE 1: Wahrnehmung und Rollenverständnis als Grundlage der Interaktion	Die Lernenden ■ beschreiben individuelle und soziale Faktoren der Wahrnehmung, ■ verstehen, dass die soziale Wahrnehmung Störungen, Verzerrungen und Fehlern unterliegen kann, ■ erkennen Rollenzuschreibungen und Rollenverständnis als wesentliche Faktoren bei der Gestaltung von Beziehungen, ■ setzen die Kenntnisse über Wahrnehmung und Rollenverständnis in Bezug zu ihrem pflegerischen Handeln.	Wahrnehmung und Rollenverständnis als Grundlage der Interaktion: ■ individuelle und soziale Faktoren der Wahrnehmung, ■ Organisation der Wahrnehmung, ■ soziale Wahrnehmung, ■ Störungen, Verzerrungen und Fehler der Wahrnehmung, ■ Begriff der Rolle, ■ Rollenübernahme, Rollenzuschreibung, ■ Rollenkonflikte, ■ Begriff der Einstellung und seine Funktionen, ■ Entstehung, Stabilisierung und Änderung von Einstellungen.	8
UE 2: Pflegewissenschaftliche Erklärungsmodelle mit dem Schwerpunkt Interaktion	Die Lernenden ■ kennen für die pflegerische Beziehung bedeutsame Konzepte der Pflegemodelle von H. Peplau, I.-J. Orlando und R. Bauer, ■ leiten hieraus Prinzipien für ihre Interaktion mit pflegebedürftigen Menschen ab.	Pflegewissenschaftliche Erklärungsmodelle mit dem Schwerpunkt Interaktion: ■ interpersonale Beziehungen in der Pflege (H. Peplau), ■ lebendige Beziehung zwischen Pflegenden und Patienten (I.-J. Orlando), ■ kongruente Beziehungspflege (R. Bauer).	10

Unterrichtseinheit	*Ziele*	*Inhalt*	*Std.*
UE 3: Gestaltung der pflegerischen Beziehung	Die Lernenden ■ erkennen die Beziehung zwischen Pflegeperson und pflegebedürftigem Menschen als einen wesentlichen Gegenstand pflegeethischer Auseinandersetzung, ■ reflektieren den Begriff Verantwortung und setzen ihn in Bezug zu ihrem pflegerischen Handeln, ■ benennen Aspekte einer professionellen pflegerischen Haltung.	Gestaltung der pflegerischen Beziehung: ■ Pflegeethik, ■ Verantwortung und verantwortliches Handeln in der Pflege, ■ professionelle Haltung der Pflegeperson, ■ „der schwierige Patient" (non – compliance).	6

NOTIZEN

Modul 2: Beziehung und Berührung

Unterrichtseinheit	*Ziele*	*Inhalt*	*Std.*
UE 1: Berührung in der Pflege	Die Lernenden ■ verstehen Berührung als wesentlichen Bestandteil pflegerischen Handelns, ■ beschreiben Kriterien für professionelles Berühren, ■ setzen sich mit der Bedeutung des Berührtwerdens für den pflegebedürftigen Menschen auseinander, ■ erklären Prinzipien der Basalen Stimulation.	Berührung in der Pflege: ■ Sinn und Bedeutung der Berührung, ■ Qualität der Berührung, ■ professionelles Berühren, ■ Zonen/Berührungskategorien, ■ Schamgefühl/Intimsphäre, ■ Basale Stimulation.	10

Modul 3: Beziehung und Kommunikation

Unterrichtseinheit	*Ziele*	*Inhalt*	*Std.*
UE 1: Vorgang der Kommunikation	Die Lernenden ■ verstehen den Vorgang der Kommunikation und beschreiben mögliche Kommunikationsstörungen, ■ erkennen das Kommunikationsmodell nach Schulz von Thun als mögliche Hilfe zur Analyse und zur Vorbeugung von Kommunikationsstörungen.	Vorgang der Kommunikation: ■ Elemente, Vorgänge und Bedeutung von Kommunikation, ■ Kommunikationsstörungen, ■ Kommunikationsmodell Schulz von Thun.	6
UE 2: Kommunikation mit dem pflegebedürftigen Menschen	Die Lernenden ■ verstehen und beschreiben verschiedene Gesprächsformen in der Kommunikation mit dem pflegebedürftigen Menschen und führen diese unter Bezugnahme auf die jeweiligen Handlungspläne durch, ■ erkennen kommunikative Kompetenz als integrativen Bestandteil pflegerischer Kompetenz und Grundlage für die pflegerische Beziehungsaufnahme und -gestaltung.	Kommunikation mit dem pflegebedürftigen Menschen: ■ Gesprächsarten, -formen, ■ Verweis Pflegeprozess, ■ Informationsgespräch, ■ Anleitungsgespräch, ■ Beratungsgespräch.	6

Unterrichtseinheit	*Ziele*	*Inhalt*	*Std.*
UE 3: Kommunikation im therapeutischen Team	Die Lernenden ▪ verstehen und beschreiben teambezogene Gesprächssituationen und führen diese unter Bezugnahme auf die jeweiligen Handlungspläne durch.	Kommunikation im therapeutischen Team: ▪ teambezogene Gesprächssituationen, ▪ Informationsgespräche, ▪ Übergabe, Übergabe am Bett, ▪ Visiten, ▪ Teamgespräche, ▪ Beurteilungsgespräche, ▪ Konfliktgespräche, ▪ Kritikgespräche, ▪ Diskussion, Argumentation, ▪ Gruppe, Gruppennormen.	12

NOTIZEN

3.3 Psychosoziale Basiskomponente: Fühlen und empfinden

Übersicht 45

Modul 1: Fühlen und empfinden

Unterrichtseinheit	*Ziele*	*Inhalt*	*Std.*
UE 1: Sozialwissenschaftliche Erklärungsansätze	Die Lernenden ■ verstehen und beschreiben sozialwissenschaftliche Erklärungsansätze der Entstehung von Emotionen, ■ verstehen und beschreiben die Wechselwirkung von Emotion und Kognition.	Sozialwissenschaftliche Erklärungsansätze: ■ Begriffsklärungen, ■ Emotionen, ■ Entstehung und Erklärungsansätze, ■ Beispiele: Angst, Trauer, Schmerz, Regression, Hospitalismus, ■ Wechselwirkung von Emotion und Kognition.	8
UE 2: Spezifische Erscheinungsformen im pflegerischen Umfeld	Die Lernenden ■ werden aufmerksam auf pflegerelevante altersspezifische Artikulationsmerkmale von Emotionen bei pflegebedürftigen Menschen, ■ leiten hieraus mögliche Pflegeprobleme bzw. -diagnosen und Pflegeziele ab.	Spezifische Erscheinungsformen im pflegerischen Umfeld: ■ Angst, Trauer, Schmerz, Regression Artikulationsmerkmale (jeweils unter Berücksichtigung altersspezifischer Ausdrucksformen), ■ mögliche Pflegeprobleme und -diagnosen, ■ mögliche Pflegeziele.	8

Unterrichtseinheit	Ziele	Inhalt	Std.
UE 3: Prinzipien pflegerischen Handelns im Zusammenhang mit spezifischen Gefühlslagen pflegebedürftiger Menschen	Die Lernenden ▪ verstehen und beschreiben Prinzipien pflegerischen Handelns im Zusammenhang mit Gefühlslagen pflegebedürftiger Menschen, ▪ sind bereit, diese im pflegerischen Handeln umzusetzen.	Prinzipien pflegerischen Handelns im Zusammenhang mit spezifischen Gefühlslagen pflegebedürftiger Menschen: ▪ Einschätzen des Gefühlszustandes (z. B. Intensität, Ausprägung, mögliche Folgen etc.), ▪ Ermitteln der ursächlichen Faktoren (z. B. soziale, körperliche, familiäre etc.), ▪ Unterstützung beim Erkennen, Einschätzen und Auseinandersetzen mit der spezifischen Gefühlslage sowie gemeinsame Entwicklung möglicher Bewältigungsstrategien, ▪ Begleitung anbieten, ▪ Entwickeln von Strategien im Hinblick auf ähnliche Situationen.	8

NOTIZEN

3.4 Psychosoziale Basiskomponente: Krisen durchleben

Übersicht

Modul 1: Krisen durchleben

Unterrichtseinheit	*Ziele*	*Inhalt*	*Std.*
UE 1: Sozialwissenschaftliche Erklärungsansätze	Die Lernenden ■ verstehen und beschreiben sozialwissenschaftliche Erklärungsansätze der Entstehung und Bewältigung von kritischen Situationen, Krisen und Stress.	Sozialwissenschaftliche Erklärungsansätze: ■ Kritische Situation – Krise, ■ Stress, Stresstheorie, Stressverarbeitung.	4
UE 2: Spezifische Erscheinungsformen im pflegerischen Umfeld	Die Lernenden ■ werden aufmerksam auf pflegerelevante altersspezifische Artikulationsmerkmale von Krisen und Stress bei pflegebedürftigen Menschen, ■ leiten hieraus mögliche Pflegeprobleme und -ziele ab.	Spezifische Erscheinungsformen im pflegerischen Umfeld: ■ kritische Situation, Krise, Stress, ■ Artikulationsmerkmale, ■ jeweils unter Berücksichtigung altersspezifischer Ausdrucksformen, ■ mögliche Pflegeprobleme, Pflegediagnosen und Pflegeziele.	8
UE 3: Prinzipien erschließende Pflegemodelle	Die Lernenden ■ verstehen und beschreiben für Krisensituationen relevante Konzepte des Pflegemodells von M. Krohwinkel.	Prinzipien erschließendes Pflegemodell: ■ Pflegemodell Krohwinkel.	2

Unterrichtseinheit	*Ziele*	*Inhalt*	*Std.*
UE 4: Prinzipien pflegerischen Handelns im Zusammenhang mit der Unterstützung pflegebedürftiger Menschen bei der Bewältigung von Krisensituationen	Die Lernenden ■ verstehen und beschreiben Prinzipien pflegerischen Handelns im Zusammenhang mit der Unterstützung pflegebedürftiger Menschen bei der Bewältigung von Krisensituationen, ■ sind bereit, diese im pflegerischen Handeln umzusetzen.	Prinzipien pflegerischen Handelns im Zusammenhang mit der Unterstützung pflegebedürftiger Menschen bei der Bewältigung von Krisensituationen: ■ Einschätzen der Krisensituation, ■ Ermitteln der ursächlichen und auslösenden Faktoren (z. B. soziale, körperliche, familiäre etc.), ■ Einschätzen der Ressourcen, ■ gemeinsames Entwickeln möglicher Bewältigungsstrategien, ■ Begleitung anbieten, ■ Entwickeln von Bewältigungsstrategien im Hinblick auf ähnliche Situationen.	16
UE 5: Begleitung während des Sterbens	Die Lernenden ■ werden aufmerksam auf die besondere Lebenssituation sterbender Menschen und betroffener Bezugspersonen, ■ verstehen und beschreiben Prinzipien pflegerischen Handelns während der Begleitung sterbender Menschen, ■ sind bereit, diese im pflegerischen Handeln umzusetzen.	Begleitung während des Sterbens: ■ Bedeutung für Betroffene (pflegebedürftiger Mensch, Bezugspersonen, Pflegepersonen) unter besonderer Bezugnahme auf das Fachdidaktik-Modell der Kaderschule Aarau, ■ Versorgung Verstorbener.	24

NOTIZEN

3.5 Psychosoziale Basiskomponente: Aktiv und produktiv sein

Übersicht 49

Modul 1: Aktiv und produktiv sein

Unterrichtseinheit	*Ziele*	*Inhalt*	*Std.*
UE 1: Sozialwissenschaftliche Erklärungsansätze	Die Lernenden ■ verstehen und beschreiben sozialwissenschaftliche Erklärungsansätze von Aktivität und Produktivität als menschliches Bedürfnis, ■ verstehen und beschreiben pflegerelevante altersbezogene Erklärungsansätze der Motivations- und Lerntheorien.	Sozialwissenschaftliche Erklärungsansätze: ■ Begriffsklärungen, ■ Dimensionen, ■ Altersbezug, ■ Aktivität und Produktivität als menschliches Bedürfnis (Maslow), ■ Motivation, Lerntheorien.	6

Unterrichtseinheit	*Ziele*	*Inhalt*	*Std.*
UE 2: Spezifische Erscheinungsformen eingeschränkter Aktivität und Produktivität im pflegerischen Umfeld	Die Lernenden ■ werden aufmerksam auf pflegerelevante altersspezifische Artikulationsmerkmale eingeschränkter Aktivität und Produktivität pflegebedürftiger Menschen, ■ leiten hieraus mögliche Pflegeprobleme und -ziele ab.	Spezifische Erscheinungsformen eingeschränkter Aktivität und Produktivität im pflegerischen Umfeld: ■ Artikulationsmerkmale (jeweils unter Berücksichtigung altersspezifischer Ausdrucksformen), ■ mögliche Pflegeprobleme und -diagnosen, ■ mögliche Pflegeziele.	8
UE 3: Prinzipien erschließende Pflegemodelle	Die Lernenden ■ verstehen und beschreiben Bedürfnisorientierung als Basis der Pflegemodelle von V. Henderson, N. Roper und D. Orem.	Prinzipien erschließende Pflegemodelle: ■ Pflegemodell V. Henderson, ■ Pflegemodell N. Roper, ■ Pflegemodell D. Orem.	4
UE 4: Prinzipien pflegerischen Handelns im Zusammenhang mit der Förderung von Aktivität und Produktivität pflegebedürftiger Menschen	Die Lernenden ■ verstehen und beschreiben Prinzipien pflegerischen Handelns im Zusammenhang mit der Förderung von Aktivität und Produktivität pflegebedürftiger Menschen.	Prinzipien pflegerischen Handelns im Zusammenhang mit der Förderung von Aktivität und Produktivität pflegebedürftiger Menschen: ■ Einschätzen von Motivlage und Aktivitätspotenzial, ■ gemeinsames Entwickeln eines sinnstiftenden, interessenbezogenen und therapiekonsistenten Handlungskonzeptes, ■ Verfügbarmachen erforderlicher Ressourcen.	4
UE 5: Institutionen- und zielgruppenspezifische Angebote der Aktivitäts- und Produktivitätsförderung	Die Lernenden ■ verstehen und beschreiben institutionen- und zielgruppenspezifische Angebote der Aktivitäts- und Produktivitätsförderung, ■ verstehen Aktivitäts- und Produktivitätsförderung als Aufgabe pflegerischen Handelns.	Institutionen- und zielgruppenspezifische Angebote der Aktivitäts- und Produktivitätsförderung: ■ Altenhilfeeinrichtungen, ■ Psychiatrie, ■ Rehabilitation, ■ Behinderteneinrichtungen, ■ ambulanter Bereich (jeweils altersspezifisch), ■ Interdisziplinarität, ■ „Ideenbörse" Krankenhaus.	4

NOTIZEN

Modul 2: Beschäftigungsanleitung

Unterrichtseinheit	*Ziele*	*Inhalt*	*Std.*
UE 1: Krankheitsspezifisch angepasste Beschäftigungsanleitung in Einrichtungen der Altenhilfe	Die Lernenden ■ verstehen und beschreiben Möglichkeiten krankheitsspezifisch angepasster Beschäftigungsanleitung in Einrichtungen der Altenhilfe und führen diese unter Bezugnahme auf die jeweiligen Handlungspläne durch.	Krankheitsspezifisch angepasste Beschäftigungsanleitung in Einrichtungen der Altenhilfe: ■ Schwerpunkte der Beschäftigungsanleitung bei älteren Menschen mit ausgewählten Krankheitsbildern.	12 (*AP*)
UE 2: Biographieorientierte Beschäftigungsanleitung in Einrichtungen der Altenhilfe	Die Lernenden ■ verstehen und beschreiben Möglichkeiten der biographieorientierten Beschäftigungsanleitung in Einrichtungen der Altenhilfe und führen diese unter Bezugnahme auf die jeweiligen Handlungspläne durch.	Biographieorientierte Beschäftigungsanleitung in Einrichtungen der Altenhilfe: ■ Schwerpunkte biographieorientierter Beschäftigungsanleitung.	8 (*AP*)
UE 3: Beschäftigungsanleitung in Gruppen in Einrichtungen der Altenhilfe	Die Lernenden ■ verstehen und beschreiben Möglichkeiten der Beschäftigungsanleitung in Gruppen in Einrichtungen der Altenhilfe und führen diese unter Bezugnahme auf die jeweiligen Handlungspläne durch.	Beschäftigungsanleitung in Gruppen in Einrichtungen der Altenhilfe: ■ gruppenpädagogische Ansätze, ■ Schwerpunkte der Beschäftigungsanleitung in Gruppen.	16 (*AP*)
UE 4: Techniken zur Förderung und Erhaltung der Aktivität und Produktivität in Einrichtungen der Altenhilfe	Die Lernenden ■ verstehen und beschreiben Techniken zur Förderung von Aktivität und Produktivität in Einrichtungen der Altenhilfe und führen diese unter Bezugnahme auf die jeweiligen Handlungspläne durch.	Techniken zur Förderung und Erhaltung der Aktivität und Produktivität in Einrichtungen der Altenhilfe: ■ jeweils ausgewählte Techniken zur Erhaltung und Förderung der Aktivität und Produktivität, ■ Werken, ■ Basteln.	20 (*AP*)

NOTIZEN

Modul 3: Musik- und Bewegungsübungen

Unterrichtseinheit	*Ziele*	*Inhalt*	*Std.*
UE 1: Seniorengymnastik	Die Lernenden ■ verstehen und beschreiben Möglichkeiten der Seniorengymnastik und führen diese unter Bezugnahme auf die jeweiligen Handlungspläne durch.	Seniorengymnastik: ■ Ziele und Formen, ■ Einsatz und Umgang mit Gymnastikgeräten, ■ Planung und Durchführung einer Gymnastikeinheit, ■ Wassergymnastik.	14 (*AP*)
UE 2: Sitztänze	Die Lernenden ■ verstehen und beschreiben Formen von Sitztänzen und führen diese unter Bezugnahme auf die jeweiligen Handlungspläne durch.	Sitztänze: ■ jeweils ausgewählte Formen von Sitztänzen.	10 (*AP*)
UE 3: Seniorentanz	Die Lernenden ■ verstehen und beschreiben Formen des Seniorentanzes und führen diese unter Bezugnahme auf die jeweiligen Handlungspläne durch.	Seniorentanz: ■ jeweils ausgewählte Tanzbeschreibungen.	8 (*AP*)
UE 4: Musikübungen	Die Lernenden ■ verstehen und beschreiben Übungen zur Reaktivierung musischer Talente und führen diese unter Bezugnahme auf die jeweiligen Handlungspläne durch.	Musikübungen: ■ Orff'sche Instrumente und deren Einsatzmöglichkeiten, ■ jeweils ausgewählte jahreszeit- und anlassbezogene sowie religiöse Lieder.	6 (*AP*)

NOTIZEN

3.6 Somatische Basiskomponente: Atmung und Kreislaufregulation

Modul 1: Anatomie und Physiologie

Unterrichtseinheit	*Ziele*	*Inhalt*	*Std.*
UE 1: Herz-Kreislauf-system	Die Lernenden ■ beschreiben Lage, Aufbau und Funktion des Herzens, ■ benennen die wesentlichen Gefäße, ■ erklären den Aufbau und die Funktion des Kreislaufsystems sowie die Besonderheiten des embryonalen Kreislaufs, ■ setzen ihre Kenntnisse in Bezug zu ihrem pflegerischen Handeln.	Herz-Kreislaufsystem: ■ Kammern und Klappensystem des Herzens, ■ Aufbau der Herzwand, ■ Herzzyklus, ■ Erregungsbildung und Erregungsleitung, ■ Blutversorgung des Herzens, ■ Herzleistung und ihre Regulation, ■ Aufbau des Gefäßsystems, ■ Abschnitte des Kreislaufs, ■ physiologische Eigenschaften des Gefäßsystems, ■ embryonaler Kreislauf.	14
UE 2: Atmung	Die Lernenden ■ erklären den Aufbau und die Funktion der Atmungsorgane, ■ verstehen die Atemmechanik und den Gasaustausch und die Steuerung der Atmung, ■ beschreiben die Lungen- und Atemvolumina, ■ setzen ihre Kenntnisse in Bezug zu ihrem pflegerischen Handeln.	Atmungssystem: ■ Atmungsorgane, ■ Atemmechanik, ■ Gasaustausch, ■ Lungen- und Atemvolumina, ■ Steuerung der Atmung.	8

NOTIZEN

Modul 2: Elemente der pflegerischen Anamnese und Problemformulierung

Unterrichtseinheit	*Ziele*	*Inhalt*	*Std.*
UE 1: Beobachtung des Pulses	Die Lernenden ■ kennen die Beobachtungskriterien des Pulses, ■ führen die Beobachtung und das Messen des Pulses anhand definierter Kriterien sach- und fachgerecht durch, ■ beschreiben beobachtbare Veränderungen des Pulses und deren mögliche Ursachen, ■ leiten aus den Beobachtungen mögliche Pflegeprobleme bzw. -diagnosen und Pflegeziele ab.	Beobachtung des Pulses: ■ Technik der Pulsmessung, ■ Dokumentation, ■ Beobachtungskriterien, ■ beobachtbare Veränderungen des Pulses und deren Ursachen (jeweils mit Besonderheiten bei Kindern und bei älteren Menschen), ■ abzuleitende standardisierte Pflegeprobleme und -diagnosen, ■ abzuleitende standardisierte Pflegeziele.	6
UE 2: Beobachtung des Blutdrucks	Die Lernenden ■ kennen die Beobachtungskriterien des Blutdrucks, ■ führen die Beobachtung und das Messen des Blutdrucks anhand definierter Kriterien sach- und fachgerecht durch, ■ beschreiben beobachtbare Veränderungen des Blutdrucks und deren mögliche Ursachen, ■ leiten aus den Beobachtungen mögliche Pflegeprobleme bzw. -diagnosen und Pflegeziele ab.	Beobachtung des Blutdrucks: ■ Technik der Blutdruckmessung, ■ Dokumentation, ■ Beobachtungskriterien, ■ beobachtbare Veränderungen des Blutdrucks und deren Ursachen (jeweils mit Besonderheiten bei Kindern und bei älteren Menschen), ■ abzuleitende standardisierte Pflegeprobleme und -diagnosen, ■ abzuleitende standardisierte Pflegeziele.	4
UE 3: Beobachtung der Atmung	Die Lernenden ■ kennen die Beobachtungskriterien der Atmung, ■ führen die Beobachtung und die Erfassung der Atmung anhand definierter Kriterien sach- und fachgerecht durch, ■ beschreiben beobachtbare Veränderungen der Atmung und deren mögliche Ursachen, ■ leiten aus den Beobachtungen mögliche Pflegeprobleme bzw. -diagnosen und Pflegeziele ab.	Beobachtung der Atmung: ■ Technik der Atemerfassung, ■ Dokumentation, ■ Beobachtungskriterien, ■ beobachtbare Veränderungen der Atmung und deren Ursachen (jeweils mit Besonderheiten bei Kindern und bei älteren Menschen), ■ abzuleitende standardisierte Pflegeprobleme und -diagnosen, ■ abzuleitende standardisierte Pflegeziele.	5

Unterrichtseinheit	*Ziele*	*Inhalt*	*Std.*
UE 4: Beobachtung des Sputums	Die Lernenden ■ kennen die Beobachtungskriterien des Sputums, ■ führen die Beobachtung des Sputums anhand definierter Kriterien sach- und fachgerecht durch, ■ beschreiben mögliche Ursachen für den Auswurf von Sputum, ■ leiten aus den Beobachtungen mögliche Pflegeprobleme bzw. -diagnosen und Pflegeziele ab.	Beobachtung des Sputums: ■ Beobachtungskriterien (jeweils mit Besonderheiten bei Kindern und bei älteren Menschen), ■ abzuleitende standardisierte Pflegeprobleme und -diagnosen, ■ abzuleitende standardisierte Pflegeziele.	3
UE 5: Beobachtung der Körpertemperatur	Die Lernenden ■ kennen die Beobachtungskriterien der Körpertemperatur, ■ führen die Beobachtung der Körpertemperatur anhand definierter Kriterien sach- und fachgerecht durch, ■ beschreiben beobachtbare Veränderungen der Körpertemperatur und deren mögliche Ursachen, ■ leiten aus den Beobachtungen mögliche Pflegeprobleme bzw. -diagnosen und Pflegeziele.	Beobachtung der Körpertemperatur: ■ beobachtbare Veränderungen der Körpertemperatur und deren Ursachen (jeweils mit Besonderheiten bei Kindern und bei älteren Menschen), ■ abzuleitende standardisierte Pflegeprobleme und -diagnosen, ■ abzuleitende standardisierte Pflegeziele.	6

NOTIZEN

Modul 3: Pflegerische Maßnahmen im Zusammenhang mit der Atmung

Unterrichtseinheit	*Ziele*	*Inhalt*	*Std.*
UE 1: Atemunterstützende Lagerungen	Die Lernenden ■ verstehen und beschreiben mögliche Lagerungen eines pflegebedürftigen Menschen zur Atemerleichterung und führen diese unter Bezugnahme auf die jeweiligen Handlungspläne durch.	Atemunterstützende Lagerungen: ■ A-Lagerung, ■ V-Lagerung, ■ T-Lagerung, ■ Halbmondlagerung, ■ Seitenlage, ■ Oberkörperhochlagerung, ■ Mobilisation, ■ Lagerungen zu Verbesserung von Ventilation und Perfusion (jeweils mit Besonderheiten bei Kindern und bei älteren Menschen)	8
UE 2: Atemvertiefende Maßnahmen	Die Lernenden ■ verstehen und beschreiben mögliche Pflegemaßnahmen zur Vertiefung der Atmung und führen diese unter Bezugnahme auf die jeweiligen Handlungspläne durch.	Atemvertiefende Maßnahmen: ■ Atemübungen, ■ Phonationsübungen, ■ Kontaktatmung, ■ Atmen gegen einen Widerstand, ■ atemstimulierende Einreibung, ■ Atmen mit dem Giebelrohr, ■ Incentive Spirometry, ■ CPAP-Atmung, ■ Beatmungsinhalation (IPPB) (jeweils mit Besonderheiten bei Kindern und bei älteren Menschen).	8
UE 3: Sekretmobilisierende Maßnahmen	Die Lernenden ■ verstehen und beschreiben mögliche Pflegemaßnahmen zur Sekretmobilisation und führen diese unter Bezugnahme auf die jeweiligen Handlungspläne durch.	Sekretmobilisierende Maßnahmen: ■ Husten, ■ Anfeuchten der Atemluft, ■ Inhalationstherapie, ■ ätherische Öle, ■ Pharmaka, ■ Heilpflanzen, ■ Wickel und Auflagen, ■ Vibrationsmassage und Perkussion, ■ Lagerungsdrainage, ■ Absaugtechnik (jeweils mit Besonderheiten bei Kindern und bei älteren Menschen).	8
UE 4: Maßnahmen zum Freihalten der Atemwege	Die Lernenden ■ verstehen und beschreiben mögliche Pflegemaßnahmen zum Freihalten der Atemwege und führen diese unter Bezugnahme auf die jeweiligen Handlungspläne durch.	Maßnahmen zum Freihalten der Atemwege: ■ Mund- und Nasenpflege, ■ aspirationsvermeidende Lagerung, ■ naso- und oropharyngeale Tuben, ■ Tracheostomie und Pflege des Tracheostomas (jeweils mit Besonderheiten bei Kindern und bei älteren Menschen).	4

Unterrichtseinheit	*Ziele*	*Inhalt*	*Std.*
UE 5: Verabreichung von Sauerstoff	Die Lernenden ▪ erkennen die Notwendigkeit der Beachtung von speziellen Vorsichtsmaßnahmen beim Umgang mit Sauerstoff, ▪ verstehen und beschreiben verschiedene Sauerstoffquellen und Sauerstoffapplikationssysteme, ▪ kennen Indikationen zur Verabreichung von Sauerstoff und führen die Verabreichung von Sauerstoff mittels verschiedener Applikationssysteme sach- und fachgerecht durch.	Verabreichung von Sauerstoff: ▪ Regeln zum Umgang mit Sauerstoff, ▪ Indikationen zur Verabreichung von Sauerstoff, ▪ Sauerstoffquellen, ▪ Sauerstoffapplikationssysteme (jeweils mit Besonderheiten bei Kindern und bei älteren Menschen).	3
UE 6: Pflegerische Maßnahmen im Zusammenhang mit Diagnostik und Therapie	Die Lernenden ▪ verstehen und beschreiben pflegerische Maßnahmen im Zusammenhang mit Diagnostik und Therapie und führen diese unter Bezugnahme auf die jeweiligen Handlungspläne durch.	Pflegerische Maßnahmen im Zusammenhang mit Diagnostik und Therapie: ▪ Pleurapunktion, ▪ Pleuradrainage, ▪ Bronchoskopie, ▪ EKG.	3

NOTIZEN

Modul 4: Pflegerische Maßnahmen im Zusammenhang mit der Körpertemperatur

Unterrichtseinheit	*Ziele*	*Inhalt*	*Std.*
UE 1: Pflegerische Maßnahmen bei Menschen mit Veränderungen der Körpertemperatur	Die Lernenden ■ verstehen und beschreiben pflegerische Maßnahmen bei Menschen mit Veränderungen der Körpertemperatur sowie deren Indikationen und führen diese unter Bezugnahme auf die jeweiligen Handlungspläne durch.	Pflegerische Maßnahmen bei Menschen mit Veränderungen der Körpertemperatur: ■ pflegerische Maßnahmen bei Menschen mit Hyperthermie, ■ Wadenwickel, ■ Kühlelemente, ■ kühle Waschung, ■ pflegerische Maßnahmen bei Menschen mit Schüttelfrost, ■ pflegerische Maßnahmen bei Menschen mit Hypothermie (jeweils mit Besonderheiten bei Kindern und älteren Menschen).	4

Modul 5: Präventives pflegerisches Handeln

Unterrichtseinheit	*Ziele*	*Inhalt*	*Std.*
UE 1: Pneumonie- und Atelektasenprophylaxe	Die Lernenden ■ verstehen und beschreiben Risikofaktoren für die Entstehung von Pneumonien und Atelektasen, ■ erklären Hilfsmittel zur Einschätzung des Pneumonierisikos eines pflegebedürftigen Menschen und wenden diese sach- und fachgerecht an, ■ verstehen und beschreiben pflegerische Maßnahmen zur Pneumonie- und Atelektasenprophylaxe und führen diese unter Bezugnahme auf die jeweiligen Handlungspläne durch.	Pneumonie- und Atelektasenprophylaxe: ■ Definition, ■ Risikogruppen und Risikofaktoren, ■ Hilfsmittel zur Risikoeinschätzung, ■ Therapieprinzipien.	6

Modul 6: Arzneimittellehre

Unterrichtseinheit	*Ziele*	*Inhalt*	*Std.*
UE 1: Arzneimittel zur Therapie von Erkrankungen des Herz- und Gefäßsystems	Die Lernenden ■ verstehen und beschreiben Wirkungsweise, Anwendungsgebiete, Nebenwirkungen, Applikationsformen, Kontraindikationen und Kombinationsmöglichkeiten häufig verwendeter Medikamente zur Therapie von Herz- und Gefäßerkrankungen, ■ setzen ihre Kenntnisse in Bezug zu ihrem pflegerischen Handeln.	Arzneimittel zur Therapie von Erkrankungen des Herz- und Gefäßsystems: ■ Herzglykoside, ■ Koronarmittel, ■ Antiarrhythmika, ■ Antihypotensiva, ■ Antihypertensiva, ■ Sympathomimetika, ■ Antisympathomimetika, ■ Venenmittel.	6
UE 2: Arzneimittel zur Therapie von Erkrankungen des Respirationstrakts	Die Lernenden ■ verstehen und beschreiben Wirkungsweise, Anwendungsgebiete, Nebenwirkungen, Applikationsformen, Kontraindikationen und Kombinationsmöglichkeiten häufig verwendeter Medikamente zur Therapie von Erkrankungen des Respirationstrakts, ■ setzen ihre Kenntnisse in Bezug zu ihrem pflegerischen Handeln.	Arzneimittel zur Therapie von Erkrankungen des Respirationstrakts: ■ Antiasthmatika, ■ Antitussiva, ■ Expektoranzien, ■ Parasympatholytika.	2

NOTIZEN

Modul 7: Innere Medizin

Unterrichtseinheit	*Ziele*	*Inhalt*	*Std.*
UE 1: Herz- und Kreislauferkrankungen	Die Lernenden ■ verstehen und beschreiben diagnostische Maßnahmen, Pathogenese, Klinik, Komplikationen und Therapie von Herz- und Kreislauferkrankungen, ■ setzen ihre Kenntnisse in Bezug zu ihrem pflegerischen Handeln.	Herz- und Kreislauferkrankungen: ■ jeweils ausgewählte krankheitsbildbezogene Maßnahmen der medizinischen Diagnostik und Therapie.	25
UE 2: Gefäßerkrankungen	Die Lernenden ■ verstehen und beschreiben diagnostische Maßnahmen, Pathogenese, Klinik, Komplikationen und Therapie von Gefäßerkrankungen, ■ setzen ihre Kenntnisse in Bezug zu ihrem pflegerischen Handeln.	Gefäßerkrankungen: ■ jeweils ausgewählte krankheitsbildbezogene Maßnahmen der medizinischen Diagnostik und Therapie.	6
UE 3: Erkrankungen der Atmungsorgane	Die Lernenden ■ verstehen und beschreiben diagnostische Maßnahmen, Pathogenese, Klinik, Komplikationen und Therapie von Erkrankungen der Atmungsorgane, ■ setzen ihre Kenntnisse in Bezug zu ihrem pflegerischen Handeln.	Erkrankungen der Atmungsorgane: ■ jeweils ausgewählte krankheitsbildbezogene Maßnahmen der medizinischen Diagnostik und Therapie.	22

NOTIZEN

Modul 8: Chirurgie[1]

Unterrichtseinheit	*Ziele*	*Inhalt*	*Std.*
UE 1: Erkrankungen des Thorax und des Herzens	Die Lernenden ■ verstehen und beschreiben diagnostische Maßnahmen, Pathogenese, Klinik, Komplikationen und Therapie von Erkrankungen des Thorax und des Herzens, ■ setzen ihre Kenntnisse in Bezug zu ihrem pflegerischen Handeln.	Erkrankungen des Thorax und des Herzens: ■ jeweils ausgewählte krankheitsbildbezogene Maßnahmen der medizinischen Diagnostik und Therapie.	8
UE 2: Gefäßchirurgie	Die Lernenden ■ verstehen und beschreiben diagnostische Maßnahmen, Pathogenese, Klinik, Komplikationen und Therapie von Gefäßerkrankungen, ■ setzen ihre Kenntnisse in Bezug zu ihrem pflegerischen Handeln.	Gefäßchirurgie: ■ jeweils ausgewählte krankheitsbildbezogene Maßnahmen der medizinischen Diagnostik und Therapie	4

[1] In UE 1 und 2 müssen in enger inhaltlicher Abstimmung mit den UE 1 und 2 in Modul 7: Innere Medizin die spezifischen chirurgischen Perspektiven berücksichtigt werden.

NOTIZEN

3.7 Somatische Basiskomponente: Verständigung

Modul 1: Anatomie und Physiologie

Unterrichtseinheit	*Ziele*	*Inhalt*	*Std.*
UE 1: Zellteilung und Vererbung	Die Lernenden ■ verstehen und beschreiben die Vorgänge der Zellteilung und Vererbung, ■ setzen ihre Kenntnisse in Bezug zu ihrem pflegerischen Handeln.	Zellteilung: ■ Mitose, ■ Meiose. Vererbung: ■ Gene und Chromosomen, ■ Regeln der Vererbung.	4
UE 2: Auge und Sehsinn	Die Lernenden ■ erklären Lage, Aufbau und Funktion des Auges und des Sehsinns, ■ setzen ihre Kenntnisse in Bezug zu ihrem pflegerischen Handeln.	Auge und Sehsinn: ■ Lage und Aufbau des Auges, ■ Sehfunktion.	4

Unterrichtseinheit	*Ziele*	*Inhalt*	*Std.*
UE 3: Hör- und Gleichgewichtsorgan	Die Lernenden ■ erklären Aufbau und Funktion des Hör- und Gleichgewichtsorgans, ■ setzen ihre Kenntnisse in Bezug zu ihrem pflegerischen Handeln.	Hörorgan: ■ Aufbau, ■ Hörfunktion. Gleichgewichtsorgan: ■ Vorhof, ■ Bogengänge, ■ Leitungsbahnen.	4

NOTIZEN

Modul 2: Elemente der pflegerischen Anamnese und Problemformulierung

Unterrichtseinheit	*Ziele*	*Inhalt*	*Std.*
UE 1: Beobachtung der Mimik und Gestik	Die Lernenden ■ kennen die Beobachtungskriterien der Mimik und Gestik eines Menschen, ■ führen die Beobachtung der Mimik und Gestik eines Menschen anhand definierter Kriterien sach- und fachgerecht durch, ■ beschreiben beobachtbare Veränderungen der Mimik und Gestik eines Menschen und deren mögliche Ursachen, ■ leiten aus den Beobachtungen mögliche Pflegeprobleme bzw. -diagnosen und Pflegeziele ab.	Beobachtung der Mimik und Gestik: ■ Beobachtungskriterien, ■ beobachtbare Veränderungen von Mimik und Gestik und deren Ursachen (jeweils mit Besonderheiten bei Kindern und bei älteren Menschen), ■ abzuleitende standardisierte Pflegeprobleme und -diagnosen, ■ abzuleitende standardisierte Pflegeziele.	4
UE 2: Beobachtung der Stimme und Sprache	Die Lernenden ■ kennen die Beobachtungskriterien der Stimme und Sprache eines Menschen, ■ führen die Beobachtung der Stimme und Sprache eines Menschen anhand definierter Kriterien sach- und fachgerecht durch, ■ beschreiben beobachtbare Veränderungen der Stimme und Sprache eines Menschen und deren mögliche Ursachen, ■ leiten aus den Beobachtungen mögliche Pflegeprobleme bzw. -diagnosen und Pflegeziele ab.	Beobachtung der Stimme und Sprache: ■ Beobachtungskriterien der Stimme, ■ Beobachtungskriterien der Sprache, ■ beobachtbare Veränderungen der Stimme und Sprache und deren Ursachen (jeweils mit Besonderheiten bei Kindern und bei älteren Menschen), ■ abzuleitende standardisierte Pflegeprobleme und -diagnosen, ■ abzuleitende standardisierte Pflegeziele.	4

NOTIZEN

Modul 3: Pflegerische Maßnahmen im Zusammenhang mit der Verständigung

Unterrichtseinheit	*Ziele*	*Inhalt*	*Std.*
UE 1: Pflegerische Maßnahmen bei Störungen des Sprach- und Sprechvermögens	Die Lernenden ■ verstehen und beschreiben Hilfsmittel und Prinzipien der Verständigung bei Einschränkungen des Sprach- und Sprechvermögens und führen diese unter Bezugnahme auf die jeweiligen Handlungspläne durch.	Pflegerische Maßnahmen bei Störungen des Sprach- und Sprechvermögens: ■ Prinzipien der Verständigung bei der Pflege von Menschen mit Einschränkungen des Sprach- und Sprechvermögens, ■ Einsatz von und Umgang mit Hilfsmitteln (jeweils mit Besonderheiten bei Kindern und älteren Menschen).	4
UE 2: Pflegerische Maßnahmen bei Störungen des Hörvermögens	Die Lernenden ■ verstehen und beschreiben Hilfsmittel und Prinzipien der Verständigung bei Einschränkungen des Hörvermögens und führen diese unter Bezugnahme auf die jeweiligen Handlungspläne durch.	Pflegerische Maßnahmen bei Störungen des Hörvermögens: ■ Prinzipien der Verständigung bei der Pflege von Menschen mit Einschränkungen des Hörvermögens, ■ Einsatz von und Umgang mit Hilfsmitteln (jeweils mit Besonderheiten bei Kindern und älteren Menschen).	4
UE 3: Pflegerische Maßnahmen bei Einschränkungen des Sehvermögens	Die Lernenden ■ verstehen und beschreiben Hilfsmittel und Prinzipien der Verständigung bei Einschränkungen des Sehvermögens und führen diese unter Bezugnahme auf die jeweiligen Handlungspläne durch.	Pflegerische Maßnahmen bei Einschränkungen des Sehvermögens: ■ Prinzipien der Verständigung bei der Pflege von Menschen mit Einschränkungen des Sehvermögens, ■ Einsatz von und Umgang mit Hilfsmitteln (jeweils mit Besonderheiten bei Kindern und älteren Menschen).	4
UE 4: Pflegerische Maßnahmen bei Einschränkungen der Verständigung durch invasive Maßnahmen	Die Lernenden ■ verstehen und beschreiben Hilfsmittel und Prinzipien der Verständigung bei Einschränkungen der Verständigung durch invasive Maßnahmen und führen diese unter Bezugnahme auf die jeweiligen Handlungspläne durch.	Pflegerische Maßnahmen bei Einschränkung der Kommunikation durch invasive Maßnahmen: ■ Prinzipien der Verständigung bei der Pflege von Menschen mit Einschränkungen der Verständigung durch invasive Maßnahmen, ■ Einsatz von und Umgang mit Hilfsmitteln (jeweils mit Besonderheiten bei Kindern und älteren Menschen).	4

Unterrichtseinheit	*Ziele*	*Inhalt*	*Std.*
UE 5: Pflegerische Maßnahmen bei Verständigungsstörungen aufgrund kultureller Unterschiede	Die Lernenden ■ verstehen und beschreiben pflegerische Maßnahmen bei Verständigungsstörungen aufgrund kultureller Unterschiede und führen diese unter Bezugnahme auf die jeweiligen Handlungspläne durch.	Pflegerische Maßnahmen bei Verständigungsstörungen aufgrund kultureller Unterschiede: ■ pflegebedürftige Menschen aus anderen Kulturkreisen (Pflegemodell Leininger), ■ Einsatz von und Umgang mit Hilfsmitteln.	4

NOTIZEN

Modul 4: Augenheilkunde

Unterrichtseinheit	*Ziele*	*Inhalt*	*Std.*
UE 1: Erkrankungen des Auges und der Hilfsorgane	Die Lernenden ■ verstehen und beschreiben diagnostische Maßnahmen, Pathogenese, Klinik, Komplikationen und Therapie von Erkrankungen des Auges und der Hilfsorgane, ■ setzen ihre Kenntnisse in Bezug zu ihrem pflegerischen Handeln.	Erkrankungen des Auges und der Hilfsorgane: ■ jeweils ausgewählte krankheitsbildbezogene Maßnahmen und Techniken der medizinischen Diagnostik und Therapie.	10

Modul 5: Hals-, Nasen-, Ohrenheilkunde

Unterrichtseinheit	*Ziele*	*Inhalt*	*Std.*
UE 1: Erkrankungen der Nase und Nasennebenhöhlen	Die Lernenden ■ verstehen und beschreiben diagnostische Maßnahmen, Pathogenese, Klinik, Komplikationen und Therapie von Erkrankungen der Nase und der Nasennebenhöhlen, ■ setzen ihre Kenntnisse in Bezug zu ihrem pflegerischen Handeln.	Erkrankungen der Nase und Nasennebenhöhlen: ■ jeweils ausgewählte krankheitsbildbezogene Maßnahmen und Techniken der medizinischen Diagnostik und Therapie.	4
UE 2: Erkrankungen des Ohres	Die Lernenden ■ verstehen und beschreiben diagnostische Maßnahmen, Pathogenese, Klinik, Komplikationen und Therapie von Erkrankungen des Ohres, ■ setzen ihre Kenntnisse in Bezug zu ihrem pflegerischen Handeln.	Erkrankungen des Ohres: ■ jeweils ausgewählte krankheitsbildbezogene Maßnahmen und Techniken der medizinischen Diagnostik und Therapie.	4
UE 3: Erkrankungen des Rachens	Die Lernenden ■ verstehen und beschreiben diagnostische Maßnahmen, Pathogenese, Klinik, Komplikationen und Therapie von Erkrankungen des Rachens, ■ setzen ihre Kenntnisse in Bezug zu ihrem pflegerischen Handeln.	Erkrankungen des Rachens: ■ jeweils ausgewählte krankheitsbildbezogene Maßnahmen und Techniken der medizinischen Diagnostik und Therapie.	4

Unterrichtseinheit	*Ziele*	*Inhalt*	*Std.*
UE 4: Erkrankungen des Kehlkopfes	Die Lernenden ■ verstehen und beschreiben diagnostische Maßnahmen, Pathogenese, Klinik, Komplikationen und Therapie von Erkrankungen des Kehlkopfes, ■ setzen ihre Kenntnisse in Bezug zu ihrem pflegerischen Handeln.	Erkrankungen des Kehlkopfes: ■ jeweils ausgewählte krankheitsbildbezogene Maßnahmen und Techniken der medizinischen Diagnostik und Therapie.	4

NOTIZEN

Unterrichtseinheit	*Ziele*	*Inhalt*	*Std.*
UE 1: Erkrankungen des Halses	Die Lernenden ■ verstehen und beschreiben diagnostische Maßnahmen, Pathogenese, Klinik, Komplikationen und Therapie von Erkrankungen des Halses, ■ setzen ihre Kenntnisse in Bezug zu ihrem pflegerischen Handeln.	Erkrankungen des Halses: ■ jeweils ausgewählte krankheitsbildbezogene Maßnahmen und Techniken der medizinischen Diagnostik und Therapie.	6

NOTIZEN

3.8 Somatische Basiskomponente: Bewusstsein

Modul 1: Anatomie und Physiologie

Unterrichtseinheit	*Ziele*	*Inhalt*	*Std.*
UE 1: Nervensystem	Die Lernenden ■ erklären den Aufbau und die Funktion des zentralen Nervensystems, ■ beschreiben den Aufbau und die Struktur des Rückenmarks, ■ erklären den Aufbau und die Funktion des peripheren und vegetativen Nervensystems, ■ beschreiben die Versorgungs- und Schutzeinrichtungen des ZNS, ■ setzen ihre Kenntnisse in Bezug zu ihrem pflegerischen Handeln.	Nervensystem: ■ Zentrales Nervensystem, ■ Peripheres Nervensystem, ■ Vegetatives Nervensystem, ■ Versorgungs- und Schutzeinrichtungen des ZNS.	14

NOTIZEN

Modul 2: Elemente der pflegerischen Anamnese und Problemformulierung

Unterrichtseinheit	*Ziele*	*Inhalt*	*Std.*
UE 1: Beobachtung des Schlafes	Die Lernenden ■ kennen die Beobachtungskriterien des Schlafes, ■ führen die Beobachtung des Schlafes anhand definierter Kriterien sach- und fachgerecht durch, ■ beschreiben Hilfsmittel zur Erfassung von Schlafstörungen und wenden diese sach- und fachgerecht an, ■ leiten aus den Beobachtungen mögliche Pflegeprobleme bzw. -diagnosen und Pflegeziele ab.	Beobachtung des Schlafes: ■ Beobachtungskriterien, ■ physiologische Veränderungen während des Schlafens, ■ beobachtbare Veränderungen des Schlafes und deren Ursachen (jeweils mit Besonderheiten bei Kindern und bei älteren Menschen), ■ Schlaftagebuch, ■ abzuleitende standardisierte Pflegeprobleme und -diagnosen, ■ abzuleitende standardisierte Pflegeziele.	8
UE 2: Beobachtung des Bewusstseins	Die Lernenden ■ kennen die Beobachtungskriterien des Bewusstseins, ■ führen die Beobachtung des Bewusstseins eines Menschen anhand definierter Kriterien sach- und fachgerecht durch, ■ leiten aus den Beobachtungen mögliche Pflegeprobleme bzw. -diagnosen und Pflegeziele ab.	Beobachtung des Bewusstseins: ■ Beobachtungskriterien, ■ beobachtbare Veränderungen des Bewusstseins und deren Ursachen (jeweils mit Besonderheiten bei Kindern und bei älteren Menschen), ■ abzuleitende standardisierte Pflegeprobleme und -diagnosen, ■ abzuleitende standardisierte Pflegeziele.	10
UE 3: Beobachtung des Schmerzes	Die Lernenden ■ kennen die Beobachtungskriterien des Schmerzes, ■ führen die Beobachtung des Schmerzes anhand definierter Kriterien sach- und fachgerecht durch, ■ beschreiben Hilfsmittel zur Objektivierung der subjektiven Schmerzäußerungen und wenden diese sach- und fachgerecht an, ■ leiten aus den Beobachtungen mögliche Pflegeprobleme bzw. -diagnosen und Pflegeziele ab.	Beobachtung des Schmerzes: ■ Schmerzentstehung, -leitung und -wahrnehmung, ■ Schmerzarten, ■ akuter und chronischer Schmerz, ■ Beobachtungskriterien, ■ Schmerzprotokoll (jeweils mit Besonderheiten bei Kindern und bei älteren Menschen), ■ abzuleitende standardisierte Pflegeprobleme und -diagnosen, ■ abzuleitende standardisierte Pflegeziele.	8

NOTIZEN

Modul 3: Pflegerische Maßnahmen im Zusammenhang mit Bewusstseinsstörungen

Unterrichtseinheit	*Ziele*	*Inhalt*	*Std.*
UE 1: Pflegerische Maßnahmen im Zusammenhang mit Schlafstörungen	Die Lernenden ■ verstehen und beschreiben pflegerische Maßnahmen bei pflegebedürftigen Menschen mit Schlafstörungen und deren Indikationen und führen diese unter Bezugnahme auf die jeweiligen Handlungspläne durch.	Pflegerische Maßnahmen im Zusammenhang mit Schlafstörungen: ■ Pflegemaßnahmen bei umgebungsbedingten Schlafstörungen, ■ Pflegemaßnahmen bei krankheitsbedingten Schlafstörungen, ■ Entspannungstechniken, ■ physikalische Therapie, ■ pflegerische Aufgaben im Zusammenhang mit der medikamentösen Therapie, ■ jeweils mit Besonderheiten bei Kindern und älteren Menschen.	4
UE 2: Pflegerische Maßnahmen im Zusammenhang mit Orientierungsstörungen	Die Lernenden ■ verstehen und beschreiben pflegerische Maßnahmen im Zusammenhang mit Orientierungsstörungen pflegebedürftiger Menschen sowie deren Indikationen und führen diese unter Bezugnahme auf die jeweiligen Handlungspläne durch.	Pflegerische Maßnahmen im Zusammenhang mit Orientierungsstörungen: ■ Merkmale einer sich anbahnenden Orientierungsstörung, ■ Ursachen und Zeichen der Verwirrtheit, ■ pflegerische Maßnahmen zur Förderung der Orientierung, ■ pflegerische Maßnahmen im Zusammenhang mit Körperbildstörungen, ■ jeweils mit Besonderheiten bei Kindern und älteren Menschen.	6
UE 3: Pflegerische Konzepte im Zusammenhang mit Bewusstseinsstörungen	Die Lernenden ■ verstehen und beschreiben pflegerische Maßnahmen zur Schmerzreduktion und deren Indikationen und führen diese unter Bezugnahme auf die jeweiligen Handlungspläne durch.	Pflegerische Konzepte und Prinzipien im Zusammenhang mit Bewusstseinsstörungen: ■ Validation, ■ Basale Stimulation, ■ Realitätsorientierendes Training, ■ Hilfreiche Gesprächsführung, ■ Snozelen-Konzept.	12

NOTIZEN

Modul 4: Pflegerische Maßnahmen im Zusammenhang mit Schmerzen

Unterrichtseinheit	*Ziele*	*Inhalt*	*Std.*
UE 1: Pflegerische Maßnahmen im Zusammenhang mit Schmerzen	Die Lernenden ■ verstehen und beschreiben pflegerische Maßnahmen zur Schmerzreduktion und deren Indikationen und führen diese unter Bezugnahme auf die jeweiligen Handlungspläne durch.	Pflegerische Maßnahmen im Zusammenhang mit Schmerzen: ■ physikalische Methoden, ■ schmerzlindernde Lagerungen, ■ Entspannungsübungen, ■ pflegerische Aufgaben im Zusammenhang mit der Verabreichung von Analgetika (jeweils mit Besonderheiten bei Kindern und älteren Menschen).	4
UE 2: Pflegerische Maßnahmen im Zusammenhang mit Diagnostik und Therapie	Die Lernenden ■ verstehen und beschreiben pflegerische Maßnahmen im Zusammenhang mit Diagnostik und Therapie und führen diese unter Bezugnahme auf die jeweiligen Handlungspläne durch.	Pflegerische Maßnahmen bei Diagnostik und Therapie: ■ Liquorpunktionen, ■ rückenmarksnahe Kathetersysteme.	4

Modul 5: Präventives pflegerisches Handeln

Unterrichtseinheit	*Ziele*	*Inhalt*	*Std.*
UE 1: Prävention von Schlafstörungen	Die Lernenden ■ verstehen und beschreiben Risikofaktoren für die Entstehung von Schlafstörungen, ■ schätzen das Risiko eines pflegebedürftigen Menschen in Bezug auf die Entstehung von Schlafstörungen ein, ■ verstehen und beschreiben pflegerische Maßnahmen zur Prophylaxe von Schlafstörungen und führen diese unter Bezugnahme auf die jeweiligen Handlungspläne durch.	Prävention von Schlafstörungen: ■ Definition, ■ Risikogruppen und Risikofaktoren, ■ Risikoeinschätzung, ■ Pflegemaßnahmen, ■ Therapieprinzipien.	4

Unterrichtseinheit	*Ziele*	*Inhalt*	*Std.*
UE 2: Verwirrtheitsprophylaxe	Die Lernenden ■ verstehen und beschreiben Risikofaktoren für die Entstehung einer Orientierungsstörung, ■ schätzen das Risiko eines pflegebedürftigen Menschen in Bezug auf die Entstehung einer Orientierungsstörung ein, ■ verstehen und beschreiben pflegerische Maßnahmen zur Prophylaxe von Orientierungsstörungen und führen diese unter Bezugnahme auf die jeweiligen Handlungspläne durch.	Verwirrtheitsprophylaxe: ■ Definition, ■ Risikogruppen und Risikofaktoren, ■ Risikoeinschätzung, ■ Pflegemaßnahmen, ■ Therapieprinzipien.	4

NOTIZEN

Modul 6: Arzneimittellehre

Unterrichtseinheit	*Ziele*	*Inhalt*	*Std.*
UE 1: Arzneimittel zur Therapie von Erkrankungen des Nervensystems	Die Lernenden ■ verstehen und beschreiben Wirkungsweise, Anwendungsgebiete, Nebenwirkungen, Applikationsformen, Kontraindikationen und Kombinationsmöglichkeiten häufig verwendeter Medikamente zur Therapie von Erkrankungen des Nervensystems, ■ setzen ihre Kenntnisse in Bezug zu ihrem pflegerischen Handeln.	Arzneimittel zur Therapie von Erkrankungen des Nervensystems: ■ Analgetika, ■ Anästhetika, ■ Hypnotika, ■ Psychopharmaka, ■ Antiemetika, ■ Antiepileptika, ■ Antiparkinson-Mittel.	8

Modul 7: Innere Medizin

Unterrichtseinheit	*Ziele*	*Inhalt*	*Std.*
UE 1: Infektionskrankheiten	Die Lernenden ■ verstehen und beschreiben diagnostische Maßnahmen, Pathogenese, Klinik, Komplikationen und Therapie von Infektionskrankheiten, ■ setzen ihre Kenntnisse in Bezug zu ihrem pflegerischen Handeln.	Infektionskrankheiten: ■ jeweils ausgewählte krankheitsbezogene Maßnahmen und Techniken der medizinischen Diagnostik und Therapie.	6
UE 2: Vergiftungen	Die Lernenden ■ verstehen und beschreiben diagnostische Maßnahmen, Pathogenese, Klinik, Komplikationen und Therapie von Vergiftungen, ■ setzen ihre Kenntnisse in Bezug zu ihrem pflegerischen Handeln.	Vergiftungen: ■ jeweils ausgewählte krankheitsbezogene Maßnahmen und Techniken der medizinischen Diagnostik und Therapie.	4

NOTIZEN

Modul 8: Chirurgie

Unterrichtseinheit	*Ziele*	*Inhalt*	*Std.*
UE 1: Unfall- und Neurochirurgie	Die Lernenden ■ verstehen und beschreiben diagnostische Maßnahmen, Pathogenese, Klinik, Komplikationen und Therapie von unfall- und neurochirurgischen Erkrankungen, ■ setzen ihre Kenntnisse in Bezug zu ihrem pflegerischen Handeln.	Unfall- und Neurochirurgie: ■ jeweils ausgewählte krankheitsbezogene Maßnahmen und Techniken der medizinischen Diagnostik und Therapie.	6

Modul 9: Anästhesie und Schmerztherapie

Unterrichtseinheit	*Ziele*	*Inhalt*	*Std.*
UE 1: Anästhesie	Die Lernenden ■ verstehen und beschreiben Indikation, Durchführung und mögliche Komplikationen häufig angewendeter Anästhesieverfahren, ■ setzen ihre Kenntnisse in Bezug zu ihrem pflegerischen Handeln.	Anästhesie: ■ Aufgabenbereiche, ■ Prämedikationsvisite, ■ Anästhesieverfahren und deren Risiken, ■ postnarkotische Überwachung.	10
UE 2: Schmerztherapie	Die Lernenden ■ verstehen und beschreiben Indikation, Durchführung und mögliche Komplikationen häufig angewendeter Verfahren zur Schmerztherapie, ■ setzen ihre Kenntnisse in Bezug zu ihrem pflegerischen Handeln.	Therapie des Schmerzes: ■ allgemeine Grundsätze der Schmerztherapie, ■ medikamentöse Schmerztherapie, ■ physikalische Therapien, ■ alternative Schmerztherapien, ■ psychologische Ansätze zur Schmerzbekämpfung.	4

NOTIZEN

Modul 10: Neurologie

Unterrichtseinheit	*Ziele*	*Inhalt*	*Std.*
UE 1: Leitsymptome und Diagnostik neurologischer Erkrankungen	Die Lernenden ■ verstehen und beschreiben diagnostische Maßnahmen und Leitsymptome neurologischer Erkrankungen, ■ setzen ihre Kenntnisse in Bezug zu ihrem pflegerischen Handeln.	Leitsymptome und Diagnostik neurologischer Erkrankungen: ■ jeweils ausgewählte Leitsymptome und Maßnahmen der medizinischen Diagnostik.	8
UE 2: Neurologische Erkrankungen	Die Lernenden ■ verstehen und beschreiben diagnostische Maßnahmen, Pathogenese, Klinik, Komplikationen und Therapie von neurologischen Erkrankungen, ■ setzen ihre Kenntnisse in Bezug zu ihrem pflegerischen Handeln.	Neurologische Erkrankungen: ■ jeweils ausgewählte krankheitsbezogene Maßnahmen und Techniken der medizinischen Diagnostik und Therapie.	12 (*AP + AKP*)
UE 3: Neuropädiatrische Erkrankungen	Die Lernenden ■ verstehen und beschreiben diagnostische Maßnahmen, Pathogenese, Klinik, Komplikationen und Therapie von neurologischen Erkrankungen, ■ setzen ihre Kenntnisse in Bezug zu ihrem pflegerischen Handeln.	Neuropädiatrische Erkrankungen: ■ jeweils ausgewählte krankheitsbezogene Maßnahmen und Techniken der medizinischen Diagnostik und Therapie.	16 (*KKP*)

NOTIZEN

Modul 11: Psychiatrie

Unterrichtseinheit	*Ziele*	*Inhalt*	*Std.*
UE 1: Einführung und Leitsymptome psychiatrischer Erkrankungen	Die Lernenden ■ beschreiben Formen und Aufgabenbereich psychiatrischer Einrichtungen, ■ verstehen und beschreiben Leitsymptome psychiatrischer Erkrankungen, ■ setzen ihre Kenntnisse in Bezug zu ihrem pflegerischen Handeln.	Einführung und Leitsymptome psychiatrischer Erkrankungen: ■ Formen und Aufgabenbereich psychiatrischer Einrichtungen, ■ Leitsymptome psychiatrischer Erkrankungen.	12
UE 2: Psychiatrische Erkrankungen	Die Lernenden ■ verstehen und beschreiben diagnostische Maßnahmen, Pathogenese, Klinik, Komplikationen und Therapie psychiatrischer Erkrankungen, ■ setzen ihre Kenntnisse in Bezug zu ihrem pflegerischen Handeln.	Psychiatrische Erkrankungen I: ■ psychosomatische Erkrankungen, ■ Suchterkrankungen, ■ Suizid, ■ jeweils ausgewählte krankheitsbezogene Maßnahmen und Techniken der medizinischen Diagnostik und Therapie.	6
UE 3: Psychiatrische Erkrankungen im Erwachsenenalter und gerontopsychiatrische Erkrankungen	Die Lernenden ■ verstehen und beschreiben diagnostische Maßnahmen, Pathogenese, Klinik, Komplikationen und Therapie psychiatrischer und gerontopsychiatrischer Erkrankungen, ■ setzen ihre Kenntnisse in Bezug zu ihrem pflegerischen Handeln.	Psychiatrische Erkrankungen im Erwachsenenalter: ■ jeweils ausgewählte krankheitsbezogene Maßnahmen und Techniken der medizinischen Diagnostik und Therapie. Gerontopsychiatrische Erkrankungen: ■ jeweils ausgewählte krankheitsbezogene Maßnahmen und Techniken der medizinischen Diagnostik und Therapie.	18 *(AP + AKP)*
UE 4: Psychiatrische Erkrankungen im Kindes- und Jugendalter	Die Lernenden ■ verstehen und beschreiben diagnostische Maßnahmen, Pathogenese, Klinik, Komplikationen und Therapie von psychiatrischen Erkrankungen im Kindes- und Jugendalter, ■ setzen ihre Kenntnisse in Bezug zu ihrem pflegerischen Handeln.	Psychiatrische Erkrankungen im Kindes- und Jugendalter: ■ jeweils ausgewählte krankheitsbezogene Maßnahmen und Techniken der medizinischen Diagnostik und Therapie.	14 *(KKP)*

NOTIZEN

3.9 Somatische Basiskomponente: Nahrungs- und Flüssigkeitsaufnahme, Ausscheidung

Modul 1: Anatomie und Physiologie

Unterrichtseinheit	*Ziele*	*Inhalt*	*Std.*
UE 1: Verdauungssystem	Die Lernenden ■ beschreiben Lage, Aufbau und Funktion der Organe des Verdauungssystems, ■ verstehen den Zusammenhang zwischen Ernährung und Stoffwechsel und Organfunktion, ■ setzen ihre Kenntnisse in Bezug zu ihrem pflegerischen Handeln.	Verdauungssystem: ■ Organe des Verdauungssystems, ■ Ernährung und Stoffwechsel.	16
UE 2. Blut	Die Lernenden ■ verstehen und beschreiben die Zusammensetzung und Funktion des Blutes und des Gerinnungssystems, ■ setzen ihre Kenntnisse in Bezug zu ihrem pflegerischen Handeln.	Blut: ■ Zusammensetzung, ■ Erythrozyten, ■ Leukozyten, ■ Gerinnungssystem.	8
UE 3: Harnsystem, Wasser- und Elektrolythaushalt	Die Lernenden ■ beschreiben Lage, Aufbau und Funktion von Niere und ableitenden Harnwegen, ■ verstehen den Zusammenhang zwischen Wasser-, Elektrolyt- und Säure- und Basenhaushalt, ■ setzen ihre Kenntnisse in Bezug zu ihrem pflegerischen Handeln.	Harnsystem, Wasser- und Elektrolythaushalt: ■ Niere und ableitende Harnwege, ■ Wasserhaushalt, ■ Elektrolythaushalt, ■ Säure-Basenhaushalt.	8
UE 4: Geschlechtsorgane	Die Lernenden ■ beschreiben Lage, Aufbau und Funktion der männlichen und weiblichen Geschlechtsorgane, ■ setzen ihre Kenntnisse in Bezug zu ihrem pflegerischen Handeln.	Geschlechtsorgane: ■ Aufgaben, ■ Geschlechtsmerkmale, ■ männliche und weibliche Geschlechtsorgane, ■ Entwicklung der Geschlechtsorgane, ■ sexueller Reaktionszyklus.	10
UE 5: Hormonsystem	Die Lernenden ■ beschreiben Bestandteile und Funktion des Hormonsystems, ■ setzen ihre Kenntnisse in Bezug zu ihrem pflegerischen Handeln.	Hormonsystem: ■ Bestandteile des Hormonsystems, ■ Funktion und Arbeitsweise der Hormone.	6

NOTIZEN

Modul 2: Elemente der pflegerischen Anamnese und Problemformulierung

Unterrichtseinheit	*Ziele*	*Inhalt*	*Std.*
UE 1: Beobachtung der Körpergröße	Die Lernenden ■ führen die Beobachtung und die Erfassung der Körpergröße anhand definierter Kriterien sach- und fachgerecht durch, ■ beschreiben beobachtbare Veränderungen der Körpergröße und deren mögliche Ursachen, ■ leiten aus den Beobachtungen mögliche Pflegeprobleme bzw. -diagnosen und Pflegeziele ab.	Beobachtung der Körpergröße: ■ Ermittlung der Körpergröße ■ beobachtbare Veränderungen der Körpergröße und deren Ursachen (jeweils mit Besonderheiten bei Kindern und bei älteren Menschen), ■ abzuleitende standardisierte Pflegeprobleme und -diagnosen, ■ abzuleitende standardisierte Pflegeziele.	2
UE 2: Beobachtung des Körpergewichts	Die Lernenden ■ führen die Beobachtung und die Erfassung des Körpergewichts anhand definierter Kriterien sach- und fachgerecht durch, ■ beschreiben beobachtbare Veränderungen des Körpergewichts und deren mögliche Ursachen, ■ leiten aus den Beobachtungen mögliche Pflegeprobleme bzw. -diagnosen und Pflegeziele ab.	Beobachtung des Körpergewichts: ■ Ermittlung des Körpergewichts, ■ beobachtbare Veränderungen des Körpergewichts und deren Ursachen (jeweils mit Besonderheiten bei Kindern und bei älteren Menschen), ■ abzuleitende standardisierte Pflegeprobleme und -diagnosen, ■ abzuleitende standardisierte Pflegeziele.	2
UE 3: Beobachtung des Ernährungszustandes	Die Lernenden ■ kennen die Beobachtungskriterien des Ernährungszustands, ■ führen die Beobachtung und die Erfassung des Ernährungszustands anhand definierter Kriterien sach- und fachgerecht durch, ■ beschreiben beobachtbare Veränderungen der Atmung und deren mögliche Ursachen, ■ leiten aus den Beobachtungen mögliche Pflegeprobleme bzw. -diagnosen und Pflegeziele ab.	Beobachtung des Ernährungszustandes: ■ Beobachtungskriterien, ■ beobachtbare Veränderungen des Ernährungszustands und deren Ursachen (jeweils mit Besonderheiten bei Kindern und bei älteren Menschen), ■ abzuleitende standardisierte Pflegeprobleme und -diagnosen, ■ abzuleitende standardisierte Pflegeziele.	2
UE 4: Beobachtung des Erbrechens	Die Lernenden ■ kennen die Beobachtungskriterien des Erbrechens, ■ führen die Beobachtung des Erbrechens anhand definierter Kriterien sach- und fachgerecht durch und beschreiben mögliche Ursachen, ■ leiten aus den Beobachtungen mögliche Pflegeprobleme bzw. -diagnosen und Pflegeziele ab.	Beobachtung des Erbrechens: ■ Ursachen und Formen des Erbrechens, ■ Beobachtungskriterien (jeweils mit Besonderheiten bei Kindern und bei älteren Menschen), ■ abzuleitende standardisierte Pflegeprobleme und -diagnosen, ■ abzuleitende standardisierte Pflegeziele.	4

Unterrichtseinheit	*Ziele*	*Inhalt*	*Std.*
UE 5: Beobachtung des Stuhls	Die Lernenden ■ kennen die Beobachtungskriterien des Stuhls, ■ führen die Beobachtung des Stuhls anhand definierter Kriterien sach- und fachgerecht durch, ■ beschreiben beobachtbare Veränderungen des Stuhls und deren mögliche Ursachen, ■ leiten aus den Beobachtungen mögliche Pflegeprobleme bzw. -diagnosen und Pflegeziele ab.	Beobachtung des Stuhls: ■ Beobachtungskriterien ■ beobachtbare Veränderungen des Stuhls und deren Ursachen (jeweils mit Besonderheiten bei Kindern und bei älteren Menschen), ■ abzuleitende standardisierte Pflegeprobleme und -diagnosen, ■ abzuleitende standardisierte Pflegeziele.	8
UE 6: Beobachtung des Urins	Die Lernenden ■ kennen die Beobachtungskriterien des Urins, führen die Beobachtung des Urins anhand definierter Kriterien sach- und fachgerecht durch, ■ beschreiben beobachtbare Veränderungen des Urins und deren mögliche Ursachen, ■ leiten aus den Beobachtungen mögliche Pflegeprobleme bzw. -diagnosen und Pflegeziele ab.	Beobachtung des Urins: ■ Beobachtungskriterien, ■ beobachtbare Veränderungen des Urins und deren Ursachen (jeweils mit Besonderheiten bei Kindern und bei älteren Menschen), ■ abzuleitende standardisierte Pflegeprobleme und -diagnosen, ■ abzuleitende standardisierte Pflegeziele.	8
UE 7: Beobachtung von Menstruation und Fluor	Die Lernenden ■ kennen die Beobachtungskriterien von Menstruation und Fluor, ■ führen die Beobachtung von Menstruation und Fluor anhand definierter Kriterien sach- und fachgerecht durch, ■ beschreiben beobachtbare Veränderungen von Menstruation und Fluor und deren mögliche Ursachen, ■ leiten aus den Beobachtungen mögliche Pflegeprobleme bzw. -diagnosen und Pflegeziele ab.	Beobachtung von Menstruation und Fluor: ■ Beobachtungskriterien, ■ beobachtbare Veränderungen von Menstruation und Fluor und deren Ursachen (jeweils mit Besonderheiten bei Kindern und bei älteren Menschen), ■ abzuleitende standardisierte Pflegeprobleme und -diagnosen, ■ abzuleitende standardisierte Pflegeziele.	4

NOTIZEN

Modul 3: Pflegerische Maßnahmen im Zusammenhang mit der Nahrungs- und Flüssigkeitsaufnahme

Unterrichtseinheit	*Ziele*	*Inhalt*	*Std.*
UE 1: Pflegerische Maßnahmen zur Unterstützung eines Menschen bei der Nahrungs- und Flüssigkeitsaufnahme	Die Lernenden ■ verstehen und beschreiben pflegerische Maßnahmen zur Unterstützung eines Menschen bei der Nahrungs- und Flüssigkeitsaufnahme und deren Indikationen und führen diese unter Bezugnahme auf die jeweiligen Handlungspläne durch.	Pflegerische Maßnahmen zur Unterstützung eines Menschen bei der Nahrungs- und Flüssigkeitsaufnahme: ■ Anreichen der Nahrung, ■ Schluck- und Esstraining, ■ Einsatz von und Umgang mit Hilfsmitteln (jeweils mit Besonderheiten bei Kindern und älteren Menschen).	6
UE 2: Pflegerische Maßnahmen im Zusammenhang mit der Nahrungs- und Flüssigkeitsaufnahme über Ernährungssonden	Die Lernenden ■ verstehen und beschreiben pflegerische Maßnahmen im Zusammenhang mit der Nahrungs- und Flüssigkeitsaufnahme über Ernährungssonden und deren Indikationen und führen diese unter Bezugnahme auf die jeweiligen Handlungspläne durch.	Pflegerische Maßnahmen im Zusammenhang mit der Nahrungs- und Flüssigkeitsaufnahme über Ernährungssonden: ■ Definition, ■ Indikationen, ■ Materialien und Sondenarten (inkl. PEG), ■ Technik der Sondierung, ■ Pflege- und Hygienemaßnahmen, ■ Verabreichungssysteme, ■ Verabreichen von Sondenkost, Sondenkostarten (jeweils mit Besonderheiten bei Kindern und älteren Menschen).	8
UE 3: Pflegerische Maßnahmen im Zusammenhang mit der parenteralen Ernährung und Regulation des Elektrolyt- und Flüssigkeitshaushaltes	Die Lernenden ■ verstehen und beschreiben pflegerische Maßnahmen im Zusammenhang mit der parenteralen Ernährung und Regulation des Elektrolyt- und Flüssigkeitshaushaltes sowie deren Indikationen und führen diese unter Bezugnahme auf die jeweiligen Handlungspläne durch.	Pflegerische Maßnahmen im Zusammenhang mit der parenteralen Ernährung und Regulation des Elektrolyt- und Flüssigkeitshaushaltes: ■ Definition, ■ Indikationen, ■ Materialien (inkl. ZVK, ZVD), ■ pflegerische Aufgaben im Zusammenhang mit der Überwachung des Infusionsprogramms, ■ Pflege- und Hygienemaßnahmen, ■ Bilanzierung (jeweils mit Besonderheiten bei Kindern und älteren Menschen).	8
UE 4: Pflegerische Maßnahmen im Zusammenhang mit Diagnostik und Therapie	Die Lernenden ■ verstehen und beschreiben pflegerische Maßnahmen im Zusammenhang mit Diagnostik und Therapie und führen diese unter Bezugnahme auf die jeweiligen Handlungspläne durch.	Pflegerische Maßnahmen im Zusammenhang mit Diagnostik und Therapie: ■ Punktionen und Biopsien, ■ endoskopische Untersuchungen, ■ Sonden und Drainagen.	3

NOTIZEN

Modul 4: Pflegerische Maßnahmen im Zusammenhang mit der Ausscheidung

Unterrichtseinheit	*Ziele*	*Inhalt*	*Std.*
UE 1: Pflegerische Maßnahmen zur Unterstützung eines Menschen bei der Urin- und Stuhlausscheidung	Die Lernenden ■ verstehen und beschreiben pflegerische Maßnahmen und Hilfsmittel zur Unterstützung eines Menschen bei der Ausscheidung sowie deren Indikationen und führen diese unter Bezugnahme auf die jeweiligen Handlungspläne durch.	Pflegerische Maßnahmen zur Unterstützung eines Menschen bei der Urin- und Stuhlausscheidung: ■ Hilfestellung bei der Ausscheidung, ■ Ausscheidungsgefäße, ■ Ausscheidungshilfen, ■ Intimsphäre (jeweils mit Besonderheiten bei Kindern und älteren Menschen).	4
UE 2: Pflegerische Maßnahmen im Zusammenhang mit der Urin- und Stuhlgewinnung zur Diagnostik	Die Lernenden ■ verstehen und beschreiben Möglichkeiten der Urin- und Stuhlgewinnung zu diagnostischen Zwecken und führen diese unter Bezugnahme auf die jeweiligen Handlungspläne durch.	Pflegerische Maßnahmen im Zusammenhang mit der Urin- und Stuhlgewinnung zur Diagnostik: ■ Spontan- und Morgenurin, ■ Mittelstrahlurin, ■ Sammelurin, ■ Urinentnahme aus Urinauffanggefäßen, ■ Gewinnung von Stuhlproben, ■ Test auf okkultes Blut im Stuhl (jeweils mit Besonderheiten bei Kindern und älteren Menschen).	4
UE 3: Pflegerische Maßnahmen zur Unterstützung von urin- und stuhlinkontinenten Menschen	Die Lernenden ■ verstehen und beschreiben pflegerische Maßnahmen zur Unterstützung von urin- und stuhlinkontinenten Menschen und deren Indikationen und führen diese unter Bezugnahme auf die jeweiligen Handlungspläne durch.	Pflegerische Maßnahmen zur Unterstützung von urin- und stuhlinkontinenten Menschen: ■ psychische Situation betroffener Menschen, ■ Maßnahmen bei Urininkontinenz: – Kontinenztraining, – saugende Inkontinenzhilfen, – Hautschutz und Hautpflege, – Anforderungen an Kleidung, – Kondomurinale, ■ Maßnahmen bei Stuhlinkontinenz: – Kontinenztraining, – Fäkalkollektor, – Analtampon (jeweils mit Besonderheiten bei Kindern und älteren Menschen).	6

Unterrichtseinheit	Ziele	Inhalt	Std.
UE 4: Pflegerische Maßnahmen im Zusammenhang mit der Katheterisierung der Harnblase	Die Lernenden ■ verstehen und beschreiben die Technik des Harnblasenkatheterismus und dessen Indikationen und führen die Katheterisierung der Harnblase unter Bezugnahme auf die jeweiligen Handlungspläne durch.	Pflegerische Maßnahmen im Zusammenhang mit der Katheterisierung der Harnblase: ■ Indikationen, ■ Materialien, ■ Technik des Harnblasenhatheterismus, ■ Pflege- und Hygienemaßnahmen, ■ Komplikationen, ■ intermittierender Harnblasenkatheterismus, ■ Blaseninstillation, ■ Blasenspülung, ■ suprapubische Blasenpunktion (jeweils mit Besonderheiten bei Kindern und älteren Menschen).	8
UE 5: Pflegerische Maßnahmen zur Darmreinigung und Darmentleerung	Die Lernenden ■ verstehen und beschreiben pflegerische Maßnahmen zur Darmreinigung und Darmentleerung sowie deren Indikationen und führen diese unter Bezugnahme auf die jeweiligen Handlungspläne durch.	Pflegerische Maßnahmen zur Darmreinigung und Darmentleerung: ■ Indikationen, ■ Suppositorien, ■ Klistiere, ■ Einläufe, ■ Darmspülungen, ■ digitale Ausräumung (jeweils mit Besonderheiten bei Kindern und älteren Menschen).	6
UE 6: Pflegerische Maßnahmen im Zusammenhang mit der Stomaversorgung	Die Lernenden ■ verstehen und beschreiben pflegerische Maßnahmen im Zusammenhang mit der Stomaversorgung und deren Indikationen und führen diese unter Bezugnahme auf die jeweiligen Handlungspläne durch.	Pflegerische Maßnahmen im Zusammenhang mit der Stomaversorgung: ■ Enterostomata: – Definition, Indikationen, – Arten und Versorgungssysteme, – Stomapflege, Stomaberatung, – Irrigation, – Komplikationen, ■ Urostomata: – Definition, Indikationen, – Arten und Versorgungssysteme, – Stomapflege, Stomaberatung, – Komplikationen (jeweils mit Besonderheiten bei Kindern und älteren Menschen).	8
UE 7: Pflegerische Maßnahmen im Zusammenhang mit Menstruation und Fluor	Die Lernenden ■ verstehen und beschreiben pflegerische Maßnahmen im Zusammenhang mit Menstruation und Fluor sowie deren Indikationen und führen diese unter Bezugnahme auf die jeweiligen Handlungspläne durch.	Pflegerische Maßnahmen im Zusammenhang mit Menstruation und Fluor: ■ Hygiene und Intimpflege, ■ Umgang mit Vorlagen, ■ Spülung des äußeren Genitales, ■ Sitzbäder, ■ Umgang mit Tampons (jeweils mit Besonderheiten bei Kindern und älteren Menschen).	4

Unterrichtseinheit	*Ziele*	*Inhalt*	*Std.*
UE 8: Pflegerische Maßnahmen beim Erbrechen	Die Lernenden ■ verstehen und beschreiben pflegerische Maßnahmen beim Erbrechen sowie deren Indikationen und führen diese unter Bezugnahme auf die jeweiligen Handlungspläne durch.	Pflegerische Maßnahmen beim Erbrechen: ■ Hilfestellung beim Erbrechen, ■ Erbrechen in besonderen Situationen (jeweils mit Besonderheiten bei Kindern und älteren Menschen).	2
UE 9: Pflegerische Maßnahmen im Zusammenhang mit Diagnostik und Therapie	Die Lernenden ■ verstehen und beschreiben pflegerische Maßnahmen im Zusammenhang mit Diagnostik und Therapie und führen diese unter Bezugnahme auf die jeweiligen Handlungspläne durch.	Pflegerische Maßnahmen im Zusammenhang mit Diagnostik und Therapie: ■ Punktionen und Biopsien: – Nierenbiopsie, – Hoden- und Prostatabiobsie, – Brustdrüsenfeinnadelpunktion, ■ endoskopische Untersuchungen: – Zytoskopie.	1

NOTIZEN

Modul 5: Pflegerische Maßnahmen im Zusammenhang mit der Blutentnahme und Transfusionstherapie

Unterrichtseinheit	*Ziele*	*Inhalt*	*Std.*
UE 1: Pflegerische Maßnahmen im Zusammenhang mit der Blutentnahme	Die Lernenden ■ verstehen und beschreiben pflegerische Maßnahmen im Zusammenhang mit Blutentnahmen sowie deren Indikationen und führen diese unter Bezugnahme auf die jeweiligen Handlungspläne durch.	Blutentnahmen: ■ Definition, ■ Indikationen, ■ Arten, ■ spezielle Blutentnahmen, ■ Entnahmegeräte, ■ Komplikationen.	6
UE 2: Pflegerische Maßnahmen im Zusammenhang mit Transfusionen	Die Lernenden ■ verstehen und beschreiben pflegerische Maßnahmen im Zusammenhang mit Transfusionen sowie deren Indikationen und führen diese unter Bezugnahme auf die jeweiligen Handlungspläne durch.	Pflegerische Maßnahmen im Zusammenhang mit Transfusionen: ■ Definition, ■ Indikationen, ■ Arten, ■ Vorbereitung, ■ Überwachung und Betreuung, ■ Komplikationen und Sofortmaßnahmen, ■ Nachbereitung.	4
UE 3: Pflegerische Maßnahmen im Zusammenhang mit Diagnostik und Therapie	Die Lernenden ■ verstehen und beschreiben pflegerische Maßnahmen im Zusammenhang mit Diagnostik und Therapie und führen diese unter Bezugnahme auf die jeweiligen Handlungspläne durch.	Pflegerische Maßnahmen im Zusammenhang mit Diagnostik und Therapie: ■ Sternalpunktion, ■ Cristapunktion, ■ arterielle Gefäßpunktion, ■ Rumpel-Leede-Test.	2

Modul 6: Präventives pflegerisches Handeln

Unterrichtseinheit	*Ziele*	*Inhalt*	*Std.*
UE 1: Aspirationsprophylaxe	Die Lernenden ■ kennen Risikofaktoren für die Entstehung einer Aspiration, ■ schätzen das Risiko eines pflegebedürftigen Menschen in Bezug auf die Aspiration ein, ■ verstehen und beschreiben Pflegemaßnahmen zur Aspirationsprophylaxe und führen diese unter Bezugnahme auf die jeweiligen Handlungspläne durch.	Aspirationsprophylaxe: ■ Definition, ■ Risikogruppen und Risikofaktoren, ■ Pflegemaßnahmen, ■ Therapieprinzipien.	2

Unterrichtseinheit	*Ziele*	*Inhalt*	*Std.*
UE 2: Zystitisprophylaxe	Die Lernenden ■ kennen Risikofaktoren für die Entstehung einer Zystitis, ■ schätzen das Risiko eines pflegebedürftigen Menschen in Bezug auf die Entstehung einer Zystitis ein, ■ verstehen und beschreiben Pflegemaßnahmen zur Zystitisprophylaxe und führen diese unter Bezugnahme auf die jeweiligen Handlungspläne durch.	Zystitisprophylaxe: ■ Definition, ■ Risikogruppen und Risikofaktoren, ■ Pflegemaßnahmen, ■ Therapieprinzipien.	2
UE 3: Obstipationsprophylaxe	Die Lernenden ■ kennen Risikofaktoren für die Entstehung einer Obstipation, ■ schätzen das Risiko eines pflegebedürftigen Menschen in Bezug auf die Entstehung einer Obstipation ein, ■ verstehen und beschreiben Pflegemaßnahmen zur Obstipationsprophylaxe und führen diese unter Bezugnahme auf die jeweiligen Handlungspläne durch.	Obstipationsprophylaxe: ■ Definition, ■ Risikogruppen und Risikofaktoren, ■ Pflegemaßnahmen, ■ Therapieprinzipien.	2

NOTIZEN

Modul 7: Ernährungslehre

Unterrichtseinheit	*Ziele*	*Inhalt*	*Std.*
UE 1: Allgemeine Ernährungslehre	Die Lernenden ■ verstehen und beschreiben Aufgaben und Bedeutung einer gesunden Ernährung, ■ berechnen den Energie- und Nährstoffbedarf bezogen auf spezielle Lebenssituationen, ■ setzen ihre Kenntnisse in Bezug zu ihrem pflegerischen Handeln.	Allgemeine Ernährungslehre: ■ Aufgaben der Ernährung und Bedeutung der gesunden Ernährung ■ Nahrungsgrundstoffe, ■ Energiebedarf, ■ Nährstoffbedarf, ■ Ernährung in einzelnen Lebenssituationen: – Frühgeborene, – gesunder Säugling, – Kinder, – Schwangerschaft und Stillzeit, – Alter.	6
UE 2: Bestandteile der Nahrung	Die Lernenden ■ erklären Struktur und Eigenschaften der einzelnen Nahrungsbestandteile, ■ verstehen die Bedeutung der Nahrungsbestandteile für den menschlichen Organismus, ■ setzen ihre Kenntnisse in Bezug zu ihrem pflegerischen Handeln.	Bestandteile der Nahrung: ■ Kohlenhydrate, ■ Fette, ■ Eiweißstoffe, ■ Wasser, ■ Mineralstoffe, ■ Spurenelemente, ■ Vitamine, ■ Begleitstoffe, ■ Farb-, Duft- und Geschmacksstoffe.	18
UE 3: Diätetik	Die Lernenden ■ verstehen und beschreiben die Zusammensetzung ausgewählter Kostformen und deren Indikationen, ■ setzen ihre Kenntnisse in Bezug zu ihrem pflegerischen Handeln.	Diätetik: ■ jeweils ausgewählte Kostformen und deren Indikationen, ■ Berechnung und Zubereitung verschiedener Kostformen.	24 (*AP*)

NOTIZEN

Modul 8: Arzneimittellehre

Unterrichtseinheit	*Ziele*	*Inhalt*	*Std.*
UE 1: Arzneimittel zur Therapie von Erkrankungen des Magen-Darm-Traktes	Die Lernenden ■ verstehen und beschreiben Wirkungsweise, Anwendungsgebiete, Nebenwirkungen, Applikationsformen, Kontraindikationen und Kombinationsmöglichkeiten häufig verwendeter Medikamente zur Therapie von Erkrankungen des Magen-Darm-Traktes, ■ setzen ihre Kenntnisse in Bezug zu ihrem pflegerischen Handeln.	Arzneimittel zur Therapie von Erkrankungen des Magen-Darm-Traktes: ■ Azida und Verdauungsenzyme, ■ Antazida, ■ Ulkusmittel, ■ Laxanzien, ■ Antidiarrhoika.	6
UE 2: Arzneimittel zur Therapie von Erkrankungen des Blutes	Die Lernenden ■ verstehen und beschreiben Wirkungsweise, Anwendungsgebiete, Nebenwirkungen, Applikationsformen, Kontraindikationen und Kombinationsmöglichkeiten häufig verwendeter Medikamente zur Therapie von Erkrankungen des Blutes, ■ setzen ihre Kenntnisse in Bezug zu ihrem pflegerischen Handeln.	Arzneimittel zur Therapie von Erkrankungen des Blutes: ■ Antikoagulanzien, ■ Hämostyptika, ■ Plasmaersatzmittel, ■ Blut- und Blutpräparate, ■ Sera und Impfstoffe.	6
UE 3: Arzneimittel zur Therapie von Erkrankungen der Niere	Die Lernenden ■ verstehen und beschreiben Wirkungsweise, Anwendungsgebiete, Nebenwirkungen, Applikationsformen, Kontraindikationen und Kombinationsmöglichkeiten häufig verwendeter Medikamente zur Therapie von Erkrankungen der Niere, ■ setzen ihre Kenntnisse in Bezug zu ihrem pflegerischen Handeln.	Arzneimittel zur Therapie von Erkrankungen der Niere: ■ Diuretika, ■ Infusionslösungen.	4
UE 4: Arzneimittel zur Therapie von Erkrankungen des endokrinen Systems	Die Lernenden ■ verstehen und beschreiben Wirkungsweise, Anwendungsgebiete, Nebenwirkungen, Applikationsformen, Kontraindikationen und Kombinationsmöglichkeiten häufig verwendeter Medikamente zur Therapie von Erkrankungen des endokrinen Systems, ■ setzen ihre Kenntnisse in Bezug zu ihrem pflegerischen Handeln.	Arzneimittel zur Therapie von Erkrankungen des endokrines System: ■ Pankreashormone, ■ Nebennierenrindenhormone, ■ Schilddrüsenhormone, ■ Sexualhormone, ■ Antihistaminika.	6

Unterrichtseinheit	*Ziele*	*Inhalt*	*Std.*
UE 5: Arzneimittel zur Therapie von infektiösen Erkrankungen	Die Lernenden ■ verstehen und beschreiben Wirkungsweise, Anwendungsgebiete, Nebenwirkungen, Applikationsformen, Kontraindikationen und Kombinationsmöglichkeiten häufig verwendeter Medikamente zur Therapie von infektiösen Erkrankungen, ■ setzen ihre Kenntnisse in Bezug zu ihrem pflegerischen Handeln.	Arzneimittel zur Therapie von infektiösen Erkrankungen: ■ Chemotherapeutika, ■ Antibiotika, ■ Virostatika, ■ Mykotika.	3

NOTIZEN

Modul 9: Innere Medizin

Unterrichtseinheit	*Ziele*	*Inhalt*	*Std.*
UE 1: Erkrankungen der Speiseröhre und des Magens	Die Lernenden ■ verstehen und beschreiben diagnostische Maßnahmen, Pathogenese, Klinik, Komplikationen und Therapie von Erkrankungen der Speiseröhre und des Magens und setzen diese in Bezug zu ihrem pflegerischen Handeln.	Erkrankungen der Speiseröhre und des Magens: ■ jeweils ausgewählte krankheitsbildbezogene Maßnahmen und Techniken der medizinischen Diagnostik und Therapie.	2 *(AP + AKP)*
UE 2: Erkrankungen des Darmes	Die Lernenden ■ verstehen und beschreiben diagnostische Maßnahmen, Pathogenese, Klinik, Komplikationen und Therapie von Erkrankungen des Darmes und setzen diese in Bezug zu ihrem pflegerischen Handeln.	Erkrankungen des Darmes: ■ jeweils ausgewählte krankheitsbildbezogene Maßnahmen und Techniken der medizinischen Diagnostik und Therapie.	2 *(AP + AKP)*
UE 3: Erkrankungen der Leber	Die Lernenden ■ verstehen und beschreiben diagnostische Maßnahmen, Pathogenese, Klinik, Komplikationen und Therapie von Erkrankungen der Leber und setzen diese in Bezug zu ihrem pflegerischen Handeln.	Erkrankungen der Leber: ■ jeweils ausgewählte krankheitsbildbezogene Maßnahmen und Techniken der medizinischen Diagnostik und Therapie.	4 *(AP + AKP)*
UE 4: Erkrankungen der Galle und Bauchspeicheldrüse	Die Lernenden ■ verstehen und beschreiben diagnostische Maßnahmen, Pathogenese, Klinik, Komplikationen und Therapie von Erkrankungen der Galle und Bauchspeicheldrüse und setzen diese in Bezug zu ihrem pflegerischen Handeln.	Erkrankungen der Galle und Bauchspeicheldrüse: ■ jeweils ausgewählte krankheitsbildbezogene Maßnahmen und Techniken der medizinischen Diagnostik und Therapie.	2 *(AP + AKP)*
UE 5: Stoffwechselerkrankungen	Die Lernenden ■ verstehen und beschreiben diagnostische Maßnahmen, Pathogenese, Klinik, Komplikationen und Therapie von Stoffwechselerkrankungen und setzen diese in Bezug zu ihrem pflegerischen Handeln.	Stoffwechselerkrankungen: ■ jeweils ausgewählte krankheitsbildbezogene Maßnahmen und Techniken der medizinischen Diagnostik und Therapie.	2 *(AP + AKP)*
UE 6: Infektionskrankheiten des Verdauungstraktes	Die Lernenden ■ verstehen und beschreiben diagnostische Maßnahmen, Pathogenese, Klinik, Komplikationen und Therapie von Infektionskrankheiten des Verdauungstraktes und setzen diese in Bezug zu ihrem pflegerischen Handeln.	Infektionskrankheiten des Verdauungstraktes: ■ jeweils ausgewählte krankheitsbildbezogene Maßnahmen und Techniken der medizinischen Diagnostik und Therapie.	3

Unterrichtseinheit	*Ziele*	*Inhalt*	*Std.*
UE 7: Erkrankungen durch Würmer	Die Lernenden ■ verstehen und beschreiben diagnostische Maßnahmen, Pathogenese, Klinik, Komplikationen und Therapie von Erkrankungen durch Würmer und setzen diese in Bezug zu ihrem pflegerischen Handeln.	Erkrankungen durch Würmer: ■ jeweils ausgewählte krankheitsbildbezogene Maßnahmen und Techniken der medizinischen Diagnostik und Therapie.	1
UE 8: Erkrankungen des Blutes	Die Lernenden ■ verstehen und beschreiben diagnostische Maßnahmen, Pathogenese, Klinik, Komplikationen und Therapie von Erkrankungen des Blutes und setzen diese in Bezug zu ihrem pflegerischen Handeln.	Erkrankungen des Blutes: ■ jeweils ausgewählte krankheitsbildbezogene Maßnahmen und Techniken der medizinischen Diagnostik und Therapie.	10
UE 9: Erkrankungen der Nieren	Die Lernenden ■ verstehen und beschreiben diagnostische Maßnahmen, Pathogenese, Klinik, Komplikationen und Therapie von Erkrankungen der Nieren und setzen diese in Bezug zu ihrem pflegerischen Handeln.	Erkrankungen der Nieren: ■ jeweils ausgewählte krankheitsbildbezogene Maßnahmen und Techniken der medizinischen Diagnostik und Therapie.	4 *(AP + AKP)*
UE 10: Störungen des Säure-Basen- und des Elektrolythaushalts	Die Lernenden ■ verstehen und beschreiben diagnostische Maßnahmen, Pathogenese, Klinik, Komplikationen und Therapie von Störungen des Säure-Basen- und des Elektrolythaushaltes und setzen diese in Bezug zu ihrem pflegerischen Handeln.	Störungen des Säure-Basen- und des Elektrolythaushalts: ■ jeweils ausgewählte krankheitsbildbezogene Maßnahmen und Techniken der medizinischen Diagnostik und Therapie.	4
UE 11: Endokrinologische Erkrankungen	Die Lernenden ■ verstehen und beschreiben diagnostische Maßnahmen, Pathogenese, Klinik, Komplikationen und Therapie von endokrinologischen Erkrankungen und setzen diese in Bezug zu ihrem pflegerischen Handeln.	Endokrinologische Erkrankungen: ■ jeweils ausgewählte krankheitsbildbezogene Maßnahmen und Techniken der medizinischen Diagnostik und Therapie.	6

NOTIZEN

Modul 10: Pädiatrie

Unterrichtseinheit	*Ziele*	*Inhalt*	*Std.*
UE 1: Erkrankungen des Neugeborenen	Die Lernenden ■ verstehen und beschreiben diagnostische Maßnahmen, Pathogenese, Klinik, Komplikationen und Therapie von Krankheiten des Neugeborenen und setzen diese in Bezug zu ihrem pflegerischen Handeln.	Erkrankungen des Neugeborenen: ■ jeweils ausgewählte krankheitsbildbezogene Maßnahmen und Techniken der medizinischen Diagnostik und Therapie.	10 (*AP + KKP*)
UE 2: Angeborene Anomalien	Die Lernenden ■ verstehen und beschreiben diagnostische Maßnahmen, Pathogenese, Klinik, Komplikationen und Therapie von angeborenen Anomalien und setzen diese in Bezug zu ihrem pflegerischen Handeln.	Missbildungen: ■ jeweils ausgewählte krankheitsbildbezogene Maßnahmen und Techniken der medizinischen Diagnostik und Therapie.	10 (*KKP*)
UE 3: Erkrankungen des Verdauungssystems	Die Lernenden ■ verstehen und beschreiben diagnostische Maßnahmen, Pathogenese, Klinik, Komplikationen und Therapie von Erkrankungen des Verdauungssystems und setzen diese in Bezug zu ihrem pflegerischen Handeln.	Erkrankungen des Verdauungssystems: ■ jeweils ausgewählte krankheitsbildbezogene Maßnahmen und Techniken der medizinischen Diagnostik und Therapie.	9 (*KKP*)
UE 4: Ernährungsstörungen des Säuglings und Kleinkindes	Die Lernenden ■ verstehen und beschreiben diagnostische Maßnahmen, Pathogenese, Klinik, Komplikationen und Therapie von Ernährungsstörungen des Säuglings und setzen diese in Bezug zu ihrem pflegerischen Handeln.	Ernährungsstörungen des Säuglings und des Kleinkindes: ■ jeweils ausgewählte krankheitsbildbezogene Maßnahmen und Techniken der medizinischen Diagnostik und Therapie.	8 (*KKP*)
UE 5: Stoffwechselerkrankungen	Die Lernenden ■ verstehen und beschreiben diagnostische Maßnahmen, Pathogenese, Klinik, Komplikationen und Therapie von Stoffwechselerkrankungen und setzen diese in Bezug zu ihrem pflegerischen Handeln.	Stoffwechselerkrankungen ■ jeweils ausgewählte krankheitsbildbezogene Maßnahmen und Techniken der medizinischen Diagnostik und Therapie.	3 (*KKP*)
UE 6: Erkrankungen der Nieren	Die Lernenden ■ verstehen und beschreiben diagnostische Maßnahmen, Pathogenese, Klinik, Komplikationen und Therapie von Erkrankungen der Nieren und setzen diese in Bezug zu ihrem pflegerischen Handeln.	Erkrankungen der Nieren ■ jeweils ausgewählte krankheitsbildbezogene Maßnahmen und Techniken der medizinischen Diagnostik und Therapie.	4 (*KKP*)

NOTIZEN

Modul 11: Chirurgie[1]

Unterrichtseinheit	*Ziele*	*Inhalt*	*Std.*
UE 1: Erkrankungen der Speiseröhre und des Magens	Die Lernenden ■ verstehen und beschreiben diagnostische Maßnahmen, Pathogenese, Klinik, Komplikationen und Therapie von Erkrankungen der Speiseröhre und des Magens und setzen diese in Bezug zu ihrem pflegerischen Handeln.	Erkrankungen der Speiseröhre und des Magens: ■ jeweils ausgewählte krankheitsbildbezogene Maßnahmen und Techniken der medizinischen Diagnostik und Therapie.	4
UE 2 Erkrankungen des Darmes	Die Lernenden ■ verstehen und beschreiben diagnostische Maßnahmen, Pathogenese, Klinik, Komplikationen und Therapie von Erkrankungen des Darmes und setzen diese in Bezug zu ihrem pflegerischen Handeln.	Erkrankungen des Darmes: ■ jeweils ausgewählte krankheitsbildbezogene Maßnahmen und Techniken der medizinischen Diagnostik und Therapie.	6
UE 3: Erkrankungen der Galle	Die Lernenden ■ verstehen und beschreiben diagnostische Maßnahmen, Pathogenese, Klinik, Komplikationen und Therapie von Erkrankungen der Galle und setzen diese in Bezug zu ihrem pflegerischen Handeln.	Erkrankungen der Galle: ■ jeweils ausgewählte krankheitsbildbezogene Maßnahmen und Techniken der medizinischen Diagnostik und Therapie.	2
UE 4: Erkrankungen der Leber und Bauchspeicheldrüse	Die Lernenden ■ verstehen und beschreiben diagnostische Maßnahmen, Pathogenese, Klinik, Komplikationen und Therapie von Erkrankungen der Leber und Bauchspeicheldrüse und setzen diese in Bezug zu ihrem pflegerischen Handeln.	Erkrankungen der Leber: ■ jeweils ausgewählte krankheitsbildbezogene Maßnahmen und Techniken der medizinischen Diagnostik und Therapie.	2
UE 5: Akutes Abdomen	Die Lernenden ■ verstehen und beschreiben diagnostische Maßnahmen, Pathogenese, Klinik, Komplikationen und Therapie des akuten Abdomens und setzen diese in Bezug zu ihrem pflegerischen Handeln.	Akutes Abdomen: ■ mechanischer und paralytischer Ileus, ■ Peritonitis, ■ intraabdomineller Abszess, ■ intraabdominelle Blutung.	2
UE 6: Hernien	Die Lernenden ■ verstehen und beschreiben diagnostische Maßnahmen, Pathogenese, Klinik, Komplikationen und Therapie von Hernien und setzen diese in Bezug zu ihrem pflegerischen Handeln.	Hernien: ■ jeweils ausgewählte krankheitsbildbezogene Maßnahmen und Techniken der medizinischen Diagnostik und Therapie.	2

Unterrichtseinheit	*Ziele*	*Inhalt*	*Std.*
UE 7: Erkrankungen der Schilddrüse	Die Lernenden ■ verstehen und beschreiben diagnostische Maßnahmen, Pathogenese, Klinik, Komplikationen und Therapie von Erkrankungen der Schilddrüse und setzen diese in Bezug zu ihrem pflegerischen Handeln.	Erkrankungen der Schilddrüse: ■ jeweils ausgewählte krankheitsbildbezogene Maßnahmen und Techniken der medizinischen Diagnostik und Therapie.	2

[1] In UE 1 bis 4 müssen in enger inhaltlicher Abstimmung mit den UE 1 bis 4 in Modul 9: Innere Medizin die spezifischen chirurgischen Perspektiven berücksichtigt werden.

NOTIZEN

Modul 12: Urologie

Unterrichtseinheit	*Ziele*	*Inhalt*	*Std.*
UE 1: Erkrankungen der Niere und ableitenden Harnwege	Die Lernenden ■ verstehen und beschreiben diagnostische Maßnahmen, Pathogenese, Klinik, Komplikationen und Therapie von Erkrankungen der Niere und der ableitenden Harnwege und setzen diese in Bezug zu ihrem pflegerischen Handeln.	Erkrankungen der Niere und ableitenden Harnwege: ■ jeweils ausgewählte krankheitsbildbezogene Maßnahmen und Techniken der medizinischen Diagnostik und Therapie.	8
UE 2: Erkrankungen des männlichen Genitale	Die Lernenden ■ verstehen und beschreiben diagnostische Maßnahmen, Pathogenese, Klinik, Komplikationen und Therapie von Erkrankungen des männlichen Genitale und setzen diese in Bezug zu ihrem pflegerischen Handeln.	Erkrankungen des männlichen Genitale: ■ jeweils ausgewählte krankheitsbildbezogene Maßnahmen und Techniken der medizinischen Diagnostik und Therapie.	8

Modul 13: Gynäkologie

Unterrichtseinheit	*Ziele*	*Inhalt*	*Std.*
UE 1: Gynäkologische Erkrankungen	Die Lernenden ■ verstehen und beschreiben diagnostische Maßnahmen, Pathogenese, Klinik, Komplikationen und Therapie von gynäkologischen Erkrankungen und setzen diese in Bezug zu ihrem pflegerischen Handeln.	Gynäkologische Erkrankungen: ■ jeweils ausgewählte krankheitsbildbezogene Maßnahmen und Techniken der medizinischen Diagnostik und Therapie.	12
UE 2: Spezielle Gynäkologie	Die Lernenden ■ verstehen und beschreiben die physiologischen Veränderungen im Klimakterium und Kindes- und Jugendalter, ■ verstehen und beschreiben Elemente der Sexualmedizin und der Familienplanung, ■ setzen ihre Kenntnisse in Bezug zu ihrem pflegerischen Handeln.	Spezielle Gynäkologie: ■ Klimakterium, ■ Kinder- und Jugendgynäkologie, ■ Sexualmedizin und Familienplanung.	4

NOTIZEN

Modul 14: Geburtshilfe

Unterrichtseinheit	*Ziele*	*Inhalt*	*Std.*
UE 1: Physiologische Schwangerschaft und Geburt	Die Lernenden ■ verstehen und beschreiben die physiologischen Vorgänge während Schwangerschaft, Geburt und Wochenbett, ■ setzen ihre Kenntnisse in Bezug zu ihrem pflegerischen Handeln.	Physiologische Schwangerschaft und Geburt und Wochenbett.	7 (*AKP* + *KKP*)
UE 2: Pathologische Schwangerschaft und Geburt	Die Lernenden ■ verstehen und beschreiben pathologische Veränderungen während Schwangerschaft, Geburt und Wochenbett, ■ setzen ihre Kenntnisse in Bezug zu ihrem pflegerischen Handeln.	Pathologische Schwangerschaft und Geburt.	8 (*AKP* + *KKP*)

NOTIZEN

3.10 Somatische Basiskomponente: Bewegung

Übersicht 107

Modul 1: Anatomie und Physiologie

Unterrichtseinheit	*Ziele*	*Inhalt*	*Std.*
UE 1: Aktiver Bewegungsapparat	Die Lernenden ■ verstehen und beschreiben die Eigenschaften und den Aufbau der Muskulatur, ■ beschreiben die Muskelformen und -arten, ■ erklären die Aufgaben, Arbeitsweise, Kontraktionsarten, Einteilung und den Stoffwechsel der Muskeln, ■ setzen ihre Kenntnisse in Bezug zu ihrem pflegerischen Handeln.	Aktiver Bewegungsapparat: ■ Eigenschaften und Aufbau eines Muskels, ■ Muskelformen und -arten, ■ Aufgaben und Arbeitsweise der Muskeln, ■ Kontraktionsarten, ■ Muskelstoffwechsel, ■ Einteilung der Muskulatur mit wichtigen Muskeln.	7

Unterrichtseinheit	*Ziele*	*Inhalt*	*Std.*
UE 2: Passiver Bewegungsapparat	Die Lernenden ■ beschreiben die Knochenformen und Knochenarten, ■ erklären den Aufbau von Knochen und Gelenken, ■ erklären Aufbau und Funktion des Knochengerüstes, ■ setzen ihre Kenntnisse in Bezug zu ihrem pflegerischen Handeln.	Passiver Bewegungsapparat: ■ Knochenformen und -arten, ■ Synarthrosen, ■ Diarthrosen, ■ Gelenkformen, ■ Aufbau und Funktionen des Knochengerüstes.	8

NOTIZEN

Modul 2: Elemente der pflegerischen Anamnese und Problemformulierung

Unterrichtseinheit	*Ziele*	*Inhalt*	*Std.*
UE 1: Beobachtung der Bewegungen	Die Lernenden ■ kennen die Beobachtungskriterien der Bewegungen, ■ führen die Beobachtung der Bewegungen eines Menschen anhand definierter Kriterien sach- und fachgerecht durch, ■ beschreiben beobachtbare Veränderungen der Bewegungen und deren mögliche Ursachen, ■ leiten aus den Beobachtungen mögliche Pflegeprobleme bzw. -diagnosen und Pflegeziele ab.	Beobachtung der Bewegungen: ■ Beobachtungskriterien, ■ Körperschema, ■ beobachtbare Veränderungen der Bewegungen und deren Ursachen (jeweils mit Besonderheiten bei Kindern und bei älteren Menschen) ■ abzuleitende standardisierte Pflegeprobleme und -diagnosen, ■ abzuleitende standardisierte Pflegeziele.	4
UE 2: Beobachtung der Körperhaltung	Die Lernenden ■ kennen die Beobachtungskriterien der Körperhaltung, ■ führen die Beobachtung der Körperhaltung eines Menschen anhand definierter Kriterien sach- und fachgerecht durch, ■ beschreiben beobachtbare Veränderungen der Körperhaltung und deren mögliche Ursachen, ■ leiten aus den Beobachtungen mögliche Pflegeprobleme bzw. -diagnosen und Pflegeziele ab.	Beobachtung der Körperhaltung: ■ Beobachtungskriterien, ■ beobachtbare Veränderungen der Körperhaltung und deren Ursachen (jeweils mit Besonderheiten bei Kindern und bei älteren Menschen) ■ abzuleitende standardisierte Pflegeprobleme und -diagnosen, ■ abzuleitende standardisierte Pflegeziele.	4
UE 3: Beobachtung des Gangs	Die Lernenden ■ kennen die Beobachtungskriterien des Gangs, ■ führen die Beobachtung des Gangs eines Menschen anhand definierter Kriterien sach- und fachgerecht durch, ■ beschreiben beobachtbare Veränderungen des Gangs und deren mögliche Ursachen, ■ leiten aus den Beobachtungen mögliche Pflegeprobleme bzw. -diagnosen und Pflegeziele ab.	Beobachtung des Gangs: ■ Beobachtungskriterien, ■ beobachtbare Veränderungen der Körperhaltung und deren Ursachen (jeweils mit Besonderheiten bei Kindern und bei älteren Menschen), ■ abzuleitende standardisierte Pflegeprobleme und -diagnosen, ■ abzuleitende standardisierte Pflegeziele.	4

NOTIZEN

Modul 3: Pflegerische Maßnahmen im Zusammenhang mit der Bewegung

Unterrichtseinheit	*Ziele*	*Inhalt*	*Std.*
UE 1: Lagerungen	Die Lernenden ■ benennen mögliche Lagerungen eines pflegebedürftigen Menschen sowie deren Indikationen und führen diese unter Bezugnahme auf die jeweiligen Handlungspläne durch.	Lagerungen: ■ Lagerungshilfsmittel, ■ Lagerungsarten: – flache Rückenlagerung, – 5-Kissen-Lagerung, – 3-Kissenlagerung, – halbhohe Oberkörperhochlagerung, – stabile Seitenlagerung, – 30°-Schräglagerung, – schiefe Ebene, – Kopftieflagerung, – Beinhochlagerung, – Beintieflagerung, – Bauchlagerung, – Beckentieflagerung.	4
UE 2: Hilfsmittel zur Bewegung	Die Lernenden ■ verstehen und beschreiben Hilfsmittel zur Unterstützung der Bewegung sowie deren Indikationen und setzen diese sach- und fachgerecht ein.	Hilfsmittel zur Bewegung: ■ Gehstützen, ■ Rollator, ■ Rollstuhl, ■ Fahren eines pflegebedürftigen Menschen im Bett.	4
UE 3: Unterstützung eines pflegebedürftigen Menschen bei der Bewegung	Die Lernenden ■ verstehen und beschreiben pflegerische Maßnahmen zur Unterstützung eines pflegebedürftigen Menschen bei der Bewegung sowie deren Indikationen und führen diese unter Bezugnahme auf die jeweiligen Handlungspläne durch.	Unterstützung eines pflegebedürftigen Menschen bei der Bewegung: ■ Pflegehandgriffe, ■ Bewegen eines pflegebedürftigen Menschen im Bett, ■ Bewegen eines pflegebedürftigen Menschen außerhalb des Bettes, ■ Stufenpläne zur Mobilisation.	4
UE 4: Pflegerische Maßnahmen im Zusammenhang mit Diagnostik und Therapie	Die Lernenden ■ verstehen und beschreiben pflegerische Maßnahmen im Zusammenhang mit Diagnostik und Therapie und führen diese unter Bezugnahme auf die jeweiligen Handlungspläne durch.	Pflegerische Maßnahmen im Zusammenhang mit Diagnostik und Therapie: ■ Gelenkpunktion, ■ Knochenbiopsie, ■ Arthroskopie.	1

NOTIZEN

Modul 4: Präventives pflegerisches Handeln

Unterrichtseinheit	*Ziele*	*Inhalt*	*Std.*
UE 1: Dekubitusprophylaxe	Die Lernenden ■ verstehen und beschreiben Risikofaktoren für die Entstehung eines Dekubitus, ■ erklären Hilfsmittel zur Einschätzung des Dekubitusrisikos eines pflegebedürftigen Menschen und wenden diese sach- und fachgerecht an, ■ verstehen und beschreiben pflegerische Maßnahmen zur Dekubitusprophylaxe und führen diese unter Bezugnahme auf die jeweiligen Handlungspläne durch.	Dekubitusprophylaxe: ■ Definition, ■ Risikogruppen und Risikofaktoren, ■ Hilfsmittel zur Risikoeinschätzung, ■ Lokalisationen, ■ Stadieneinteilung, ■ Primäre und sekundäre Maßnahmen, ■ Therapieprinzipien.	8
UE 2: Kontrakturenprophylaxe	Die Lernenden ■ verstehen und beschreiben Risikofaktoren für die Entstehung von Kontrakturen, ■ schätzen das Risiko eines Menschen in Bezug auf die Entstehung einer Kontraktur ein, ■ verstehen und beschreiben pflegerische Maßnahmen zur Prophylaxe von Kontrakturen und führen diese unter Bezugnahme auf die jeweiligen Handlungspläne durch.	Kontrakturenprophylaxe: ■ Definition, ■ Risikogruppen und Risikofaktoren, ■ Hilfsmittel zur Risikoeinschätzung, ■ Pflegemaßnahmen, ■ Therapieprinzipien.	4
UE 3: Thromboseprophylaxe	Die Lernenden ■ verstehen und beschreiben Risikofaktoren für die Entstehung einer Thrombose, ■ erklären Hilfsmittel zur Einschätzung des Thromboserisikos eines pflegebedürftigen Menschen und wenden diese sach- und fachgerecht an, ■ verstehen und beschreiben pflegerische Maßnahmen zur Thromboseprophylaxe und führen diese unter Bezugnahme auf die jeweiligen Handlungspläne durch.	Thromboseprophylaxe: ■ Definition, ■ Risikogruppen und Risikofaktoren, ■ Hilfsmittel zur Risikoeinschätzung, ■ Pflegemaßnahmen, ■ Therapieprinzipien.	6

Unterrichtseinheit	*Ziele*	*Inhalt*	*Std.*
UE 4: Sturzprophylaxe	Die Lernenden ■ verstehen und beschreiben Risikofaktoren für die Entstehung von Stürzen, ■ erklären Hilfsmittel zur Einschätzung des Sturzrisikos eines pflegebedürftigen Menschen und wenden diese sach- und fachgerecht an, ■ verstehen und beschreiben pflegerische Maßnahmen zur Prophylaxe von Stürzen und führen diese unter Bezugnahme auf die jeweiligen Handlungspläne durch.	Sturzprophylaxe: ■ Definition, ■ Risikogruppen und Risikofaktoren, ■ Hilfsmittel zur Risikoeinschätzung, ■ Pflegemaßnahmen, ■ Therapieprinzipien.	4

NOTIZEN

Modul 5: Innere Medizin

Unterrichtseinheit	*Ziele*	*Inhalt*	*Std.*
UE 1: Erkrankungen des Bewegungsapparates	Die Lernenden ■ verstehen und beschreiben diagnostische Maßnahmen, Pathogenese, Klinik, Komplikationen und Therapie von Erkrankungen des Bewegungsapparates, ■ setzen ihre Kenntnisse in Bezug zu ihrem pflegerischen Handeln.	Erkrankungen des Bewegungsapparates: ■ jeweils ausgewählte krankheitsbildbezogene Maßnahmen der medizinischen Diagnostik und Therapie.	6

Modul 6: Chirurgie

Unterrichtseinheit	*Ziele*	*Inhalt*	*Std.*
UE 1: Frakturen	Die Lernenden ■ verstehen und beschreiben diagnostische Maßnahmen, Pathogenese, Klinik, Komplikationen und Therapie von Frakturen, ■ setzen ihre Kenntnisse in Bezug zu ihrem pflegerischen Handeln.	Frakturen: ■ jeweils ausgewählte krankheitsbildbezogene Maßnahmen der medizinischen Diagnostik und Therapie.	4
UE 2: Erkrankungen der Gelenke, Bänder und Sehnen	Die Lernenden ■ verstehen und beschreiben diagnostische Maßnahmen, Pathogenese, Klinik, Komplikationen und Therapie von Erkrankungen der Gelenke, Bänder und Sehnen, ■ setzen ihre Kenntnisse in Bezug zu ihrem pflegerischen Handeln.	Erkrankungen der Gelenke, Bänder und Sehnen: ■ jeweils ausgewählte krankheitsbildbezogene Maßnahmen der medizinischen Diagnostik und Therapie.	4

Modul 7: Orthopädie

Unterrichtseinheit	*Ziele*	*Inhalt*	*Std.*
UE 1: Allgemeine und spezielle Orthopädie	Die Lernenden ■ verstehen und beschreiben diagnostische Maßnahmen, Pathogenese, Klinik, Komplikationen und Therapie von orthopädischen Erkrankungen, ■ setzen ihre Kenntnisse in Bezug zu ihrem pflegerischen Handeln.	Allgemeine und spezielle Orthopädie: ■ jeweils ausgewählte krankheitsbildbezogene Maßnahmen der medizinischen Diagnostik und Therapie.	16

NOTIZEN

3.11 Somatische Basiskomponente: Körperpflege

Unterrichtseinheit	*Ziele*	*Inhalt*	*Std.*
UE 1: Haut	Die Lernenden ■ erklären Aufbau und Funktion von Haut und Hautanhangsgebilden, ■ setzen ihre Kenntnisse in Bezug zu ihrem pflegerischen Handeln.	Haut: ■ Aufgaben der Haut, ■ Aufbau der Haut, ■ Oberhaut, ■ Leder- und Unterhaut, ■ Hautanhangsgebilde: – Haare, – Nägel, – Hautdrüsen.	3
UE 2: Immunsystem	Die Lernenden ■ erklären Aufbau und Funktion des menschlichen Immunsystems, ■ setzen ihre Kenntnisse in Bezug zu ihrem pflegerischen Handeln.	Immunsystem: ■ Bestandteile des Immunsystems: – Organe des Abwehrsystems (einschließlich Milz und Lymphsystem), – Zellen des Abwehrsystems, ■ unspezifisches Abwehrsystem, ■ spezifisches Abwehrsystem.	4

NOTIZEN

Modul 2: Elemente der pflegerischen Anamnese und Problemformulierung

Unterrichtseinheit	*Ziele*	*Inhalt*	*Std.*
UE 1: Beobachtung der Haut und der Schleimhäute	Die Lernenden ■ kennen die Beobachtungskriterien der Haut und Schleimhäute, ■ führen die Beobachtung der Haut und Schleimhäute eines Menschen anhand definierter Kriterien sach- und fachgerecht durch, ■ beschreiben beobachtbare Veränderungen der Haut und Schleimhäute und deren mögliche Ursachen, ■ leiten aus den Beobachtungen mögliche Pflegeprobleme bzw. -diagnosen und Pflegeziele ab.	Beobachtung der Haut und der Schleimhäute: ■ Beobachtungskriterien, ■ beobachtbare Veränderungen der Haut und Schleimhäute und deren Ursachen (jeweils mit Besonderheiten bei Kindern und bei älteren Menschen), ■ abzuleitende standardisierte Pflegeprobleme und -diagnosen, ■ abzuleitende standardisierte Pflegeziele.	8
UE 2: Beobachtung der Hautanhangsgebilde	Die Lernenden ■ kennen die Beobachtungskriterien der Hautanhangsgebilde, ■ führen die Beobachtung der Hautanhangsgebilde eines Menschen anhand definierter Kriterien sach- und fachgerecht durch, ■ beschreiben beobachtbare Veränderungen der Hautanhangsgebilde und deren mögliche Ursachen, ■ leiten aus den Beobachtungen mögliche Pflegeprobleme bzw. -diagnosen und Pflegeziele ab.	Beobachtung der Hautanhangsgebilde: ■ Beobachtungskriterien von Haaren, Hautdrüsen und Nägeln, ■ beobachtbare Veränderungen von Haaren, Hautdrüsen und Nägeln (jeweils mit Besonderheiten bei Kindern und bei älteren Menschen), ■ abzuleitende standardisierte Pflegeprobleme und -diagnosen, ■ abzuleitende standardisierte Pflegeziele.	8

NOTIZEN

Modul 3: Pflegerische Maßnahmen im Zusammenhang mit der Haut- und Körperpflege

Unterrichtseinheit	*Ziele*	*Inhalt*	*Std.*
UE 1: Unterstützung pflegebedürftiger Menschen bei der Körperpflege	Die Lernenden ■ verstehen und beschreiben pflegerische Maßnahmen zur Unterstützung eines pflegebedürftigen Menschen bei der Körperpflege sowie deren Indikationen und führen diese unter Bezugnahme auf die jeweiligen Handlungspläne durch.	Unterstützung pflegebedürftiger Menschen bei der Körperpflege: ■ Unterstützung beim An- und Auskleiden, ■ Bedarfsermittlung, ■ Hautreinigungs- und Hautpflegemittel, ■ Formen und Umfang, ■ Körperpflege im Bett, am Waschbecken, ■ Duschen und Baden, ■ spezielle Mundpflege, ■ spezielle Ohrenpflege, ■ spezielle Augenpflege, ■ spezielle Nasenpflege, ■ spezielle Nagelpflege (jeweils mit Besonderheiten bei Kindern und bei älteren Menschen).	28
UE 2: Therapeutische Waschungen	Die Lernenden ■ verstehen und beschreiben Arten therapeutischer Waschungen sowie deren Indikationen und führen diese unter Bezugnahme auf die jeweiligen Handlungspläne durch.	Therapeutische Waschungen: ■ Kneipp-Waschung, ■ Waschungen mit speziellen Zusätzen, ■ basal beruhigende bzw. stimulierende Waschung (jeweils mit Besonderheiten bei Kindern und älteren Menschen).	4

NOTIZEN

Modul 4: Pflegerische Maßnahmen im Zusammenhang mit Verbänden und Wundversorgung

Unterrichtseinheit	*Ziele*	*Inhalt*	*Std.*
UE 1: Verbände	Die Lernenden ■ verstehen und beschreiben verschiedene Verbandarten, zugehörige Verbandmaterialien, deren Indikationen und Funktionen und führen Verbände unter Bezugnahme auf die jeweiligen Handlungspläne durch.	Verbände: ■ Funktion eines Verbandes, ■ Verbandmaterialien, ■ Verbandarten, ■ Verbandtechnik, ■ Verbandwechsel (jeweils mit Besonderheiten bei Kindern und älteren Menschen).	8
UE 2: Wunden und Wundversorgung	Die Lernenden ■ verstehen und beschreiben die Merkmale der verschiedenen Wundarten und der Stadien der Wundheilung, ■ verstehen und beschreiben Prinzipien der Wundversorgung bei unterschiedlichen Wundarten und wenden diese unter Bezugnahme auf die jeweiligen Handlungspläne an, ■ verstehen und beschreiben pflegerische Aufgaben im Zusammenhang mit Wunddrainagen und führen diese unter Bezugnahme auf die jeweiligen Handlungspläne durch.	Wunden und Wundversorgung: ■ Wundarten: – aseptische Wunde, – septische Wunde, ■ Prinzipien der Wundversorgung, ■ Wundbeurteilung, ■ Wunddrainagen, ■ Dokumentation (jeweils mit Besonderheiten bei Kindern und älteren Menschen).	8
UE 3: Verabreichung von Arzneimitteln über die Haut	Die Lernenden ■ verstehen und beschreiben Arten der Arzneimittelverabreichung über die Haut und deren Indikationen und führen diese unter Bezugnahme auf die jeweiligen Handlungspläne durch.	Verabreichung von Arzneimitteln über die Haut: ■ Einreibungen, ■ intrakutane Injektionen, ■ subkutane Injektionen, ■ intramuskuläre Injektionen (jeweils mit Besonderheiten bei Kindern und älteren Menschen).	10

NOTIZEN

Modul 5: Präventives pflegerisches Handeln

Unterrichtseinheit	*Ziele*	*Inhalt*	*Std.*
UE 1: Prophylaxe von Veränderungen der Mundschleimhaut und Parotitis	Die Lernenden ■ kennen Risikofaktoren für die Entstehung von Mundschleimhautveränderungen und Parotitis, ■ schätzen das Risiko eines pflegebedürftigen Menschen in Bezug auf die Entstehung von Mundschleimhautveränderungen bzw. einer Parotitis ein, ■ verstehen und beschreiben pflegerische Maßnahmen zur Prophylaxe von Mundschleimhautveränderungen und Parotitis und führen diese unter Bezugnahme auf die jeweiligen Handlungspläne durch.	Prophylaxe von Veränderungen der Mundschleimhaut und Parotitis: ■ Definition, ■ Risikogruppen und Risikofaktoren, ■ Risikoeinschätzung, ■ Pflegemaßnahmen, ■ Therapieprinzipien.	4

Modul 6: Arzneimittellehre

Unterrichtseinheit	*Ziele*	*Inhalt*	*Std.*
UE 1: Zytostatika und Immunsuppressiva	Die Lernenden ■ verstehen und beschreiben Wirkungsweise, Anwendungsgebiete, Nebenwirkungen, Applikationsformen, Kontraindikationen und Kombinationsmöglichkeiten häufig verwendeter Zytostatika und Immunsuppressiva, ■ verstehen und beschreiben Schutzmaßnahmen im Umgang mit Zytostatika und Immunsuppressiva und führen diese unter Bezugnahme auf die jeweiligen Handlungspläne durch.	Zytostatika und Immunsuppressiva: ■ Zytostatika, ■ Immunsuppressiva.	4

NOTIZEN

Modul 7: Dermatologie und Venerologie

Unterrichtseinheit	*Ziele*	*Inhalt*	*Std.*
UE 1: Dermatologische Erkrankungen	Die Lernenden ■ verstehen und beschreiben diagnostische Maßnahmen, Pathogenese, Klinik, Komplikationen und Therapie dermatologischer Erkrankungen, ■ setzen ihre Kenntnisse in Bezug zu ihrem pflegerischen Handeln.	Dermatologische Erkrankungen: ■ jeweils ausgewählte krankheitsbildbezogene Maßnahmen und Techniken der medizinischen Diagnostik und Therapie.	6
UE 2 Venerologische: Erkrankungen	Die Lernenden ■ verstehen und beschreiben diagnostische Maßnahmen, Pathogenese, Klinik, Komplikationen und Therapie venerologischer Erkrankungen, ■ setzen ihre Kenntnisse in Bezug zu ihrem pflegerischen Handeln.	Venerologische Erkrankungen: ■ jeweils ausgewählte krankheitsbildbezogene Maßnahmen und Techniken der medizinischen Diagnostik und Therapie.	4

NOTIZEN

Modul 8: Innere Medizin

Unterrichtseinheit	*Ziele*	*Inhalt*	*Std.*
UE 1: Allergische und immunologische Erkrankungen	Die Lernenden ■ verstehen und beschreiben diagnostische Maßnahmen, Pathogenese, Klinik, Komplikationen und Therapie allergischer und immunologischer Erkrankungen, ■ setzen ihre Kenntnisse in Bezug zu ihrem pflegerischen Handeln.	Allergische und immunologische Erkrankungen: ■ jeweils ausgewählte krankheitsbildbezogene Maßnahmen und Techniken der medizinischen Diagnostik und Therapie.	2
UE 2: Erkrankungen des lymphatischen Systems	Die Lernenden ■ verstehen und beschreiben diagnostische Maßnahmen, Pathogenese, Klinik, Komplikationen und Therapie von Erkrankungen des lymphatischen Systems, ■ setzen ihre Kenntnisse in Bezug zu ihrem pflegerischen Handeln.	Erkrankungen des lymphatischen Systems: ■ jeweils ausgewählte krankheitsbildbezogene Maßnahmen und Techniken der medizinischen Diagnostik und Therapie.	2
UE 3: Infektionskrankheiten mit Lokalisation an der Haut	Die Lernenden ■ verstehen und beschreiben diagnostische Maßnahmen, Pathogenese, Klinik, Komplikationen und Therapie von Infektionskrankheiten mit Lokalisation an der Haut, ■ setzen ihre Kenntnisse in Bezug zu ihrem pflegerischen Handeln.	Infektionskrankheiten mit Lokalisation an der Haut: ■ jeweils ausgewählte krankheitsbildbezogene Maßnahmen und Techniken der medizinischen Diagnostik und Therapie.	4

NOTIZEN

Modul 9: Chirurgie

Unterrichtseinheit	*Ziele*	*Inhalt*	*Std.*
UE 1: Allgemeine Chirurgie	Die Lernenden ■ verstehen prinzipielle Arbeitsmethoden der Chirurgie, ■ setzen ihre Kenntnisse in Bezug zu ihrem pflegerischen Handeln.	Allgemeine Chirurgie: ■ jeweils ausgewählte Maßnahmen und Techniken der chirurgischen Diagnostik und Therapie.	1
UE 2: Transplantation und plastische Chirurgie	Die Lernenden ■ verstehen und beschreiben diagnostische und therapeutische Maßnahmen im Zusammenhang mit Transplantationen und plastischer Chirurgie, ■ setzen ihre Kenntnisse in Bezug zu ihrem pflegerischen Handeln.	Transplantation und plastische Chirurgie: ■ jeweils ausgewählte krankheitsbildbezogene Maßnahmen und Techniken der medizinischen Diagnostik und Therapie.	1
UE 3: Wunden	Die Lernenden ■ verstehen und beschreiben Faktoren der Wundentstehung und Prinzipien der Wundversorgung, ■ setzen ihre Kenntnisse in Bezug zu ihrem pflegerischen Handeln.	Wunden: ■ traumatische, iatrogene und chronische Wunden, ■ Wundheilung, ■ Wundversorgung, ■ Wundheilungsstörungen.	2
UE 4: Chirurgische Infektionen	Die Lernenden ■ verstehen und beschreiben diagnostische Maßnahmen, Pathogenese, Klinik, Komplikationen und Therapie chirurgischer Infektionen, ■ setzen ihre Kenntnisse in Bezug zu ihrem pflegerischen Handeln	Chirurgische Infektionen: ■ jeweils ausgewählte krankheitsbildbezogene Maßnahmen und Techniken der medizinischen Diagnostik und Therapie.	4

NOTIZEN

3.12 Rechtliche und betriebswirtschaftliche Aspekte pflegerischen Handelns

Modul 1: Sozialkunde

Unterrichtseinheit	*Ziele*	*Inhalt*	*Std.*
UE 1: Allgemeines Staatsrecht	Die Lernenden ■ verstehen und beschreiben die Elemente des allgemeinen Staatsrechts, ■ setzen ihre Kenntnisse in Bezug zu ihrem pflegerischen Handeln.	Allgemeines Staatsrecht: ■ Aufgabe und Zweck des Staates, ■ Staatsauffassung, ■ Staatsvolk, ■ Staatsgebiet, ■ Staatsgewalt, ■ Staats- und Regierungsformen.	10
UE 2: Bundesstaatsrecht	Die Lernenden ■ verstehen und beschreiben die Elemente des Bundesstaatsrechtes, ■ setzen ihre Kenntnisse in Bezug zu ihrem pflegerischen Handeln.	Bundesstaatsrecht: ■ Verfassungsgeschichte Deutschlands, ■ Grundordnung der BRD, ■ Grundgesetz, ■ Grundrechte, ■ Wahlrecht, ■ Oberste Bundesorgane, ■ Gesetzgebung des Bundes, ■ Aufbau der BRD.	10
UE 3: Wirtschaftsordnung	Die Lernenden ■ verstehen und beschreiben die Elemente der Wirtschaftsordnung, ■ setzen ihre Kenntnisse in Bezug zu ihrem pflegerischen Handeln	Wirtschaftsordnung: ■ volkswirtschaftliche Grundinformationen, ■ soziale Marktwirtschaft, ■ Wirtschaftspolitik.	2
UE 4: Politische Meinungsbildung und politisches Handeln	Die Lernenden ■ verstehen und beschreiben Quellen politischer Meinungsbildung und Bereiche politischen Handelns, ■ setzen ihre Kenntnisse in Bezug zu ihrem pflegerischen Handeln.	Politische Meinungsbildung und politisches Handeln: ■ Massenmedien, ■ Parteien, Verbände und Bürgerinitiativen.	2
UE 5: Staatengemeinschaft	Die Lernenden ■ beschreiben Aufgabe und Funktion der wichtigsten Staatengemeinschaften, ■ setzen ihre Kenntnisse in Bezug zu ihrem pflegerischen Handeln.	Staatengemeinschaften: ■ Europäische Union, ■ Nordatlantik-Pakt-Organisation, ■ Vereinte Nationen.	2

NOTIZEN

Modul 2: Soziale Sicherung

Unterrichtseinheit	*Ziele*	*Inhalt*	*Std.*
UE 1: Wohlfahrtspflege	Die Lernenden ■ beschreiben Aufgaben und Ziele der wichtigsten Träger der Wohlfahrtspflege, ■ setzen ihre Kenntnisse in Bezug zu ihrem pflegerischen Handeln.	Wohlfahrtspflege: ■ Überblick, ■ geschichtliche Entwicklung, ■ Träger der öffentlichen und freien Wohlfahrtspflege, ■ Aufgaben, ■ Verhältnis zur Sozialhilfe (Schwerpunkte: §§10 und 93ff BSHG), ■ Verhältnis zum SGB.	12 (*AP*), 2 (*KKP*, *AKP*)
UE 2: Sozialhilfe	Die Lernenden ■ verstehen und beschreiben Aufgaben, Ziele, Gegenstand und Leistungen der Sozialhilfe nach dem BSHG. ■ setzen ihre Kenntnisse in Bezug zu ihrem pflegerischen Handeln.	Sozialhilfe: ■ Überblick: Bundessozialhilfegesetz, ■ allgemeine Begriffsbestimmungen, ■ Aufgaben und Ziele der Sozialhilfe, ■ Grundsätze der Sozialhilfe, ■ Rechtsanspruch auf Sozialhilfe, ■ Rechtsweg, ■ Schuldenübernahme, ■ Organisation der Sozialhilfe, ■ rechtliche Stellung des Hilfeempfängers, ■ Einkommen und Vermögen, ■ Sozialhilfeleistungen, ■ Hilfe zum Lebensunterhalt, ■ Hilfe in besonderen Lebenslagen, ■ Übergang von Ansprüchen, ■ Rückzahlung der Sozialhilfe, ■ Auskunftspflicht.	44 (*AP*), 2 (*KKP*, *AKP*)
UE 3: Sozialversicherungsrecht I	Die Lernenden ■ verstehen und beschreiben Aufgaben, Ziele, Gegenstand und Leistungen der gesetzlichen Sozialversicherungen, ■ setzen ihre Kenntnisse in Bezug zu ihrem beruflichen Handeln.	Sozialversicherungsrecht I: ■ Entwicklung, Grundsätze, Aufgaben und Zweige der gesetzlichen Sozialversicherung, ■ Versicherungsträger, ■ Finanzierung der einzelnen Träger, ■ Unterscheidung zwischen gesetzlicher und privater Versicherung, ■ Selbstverwaltung.	10
UE 4: Sozialversicherungsrecht II	Die Lernenden ■ verstehen und beschreiben Aufgaben, Ziele, Gegenstand und Leistungen der gesetzlichen Krankenversicherung, ■ setzen ihre Kenntnisse in Bezug zu ihrem beruflichen Handeln.	Gesetzliche Krankenversicherung: ■ versicherter Personenkreis, ■ Wahlrechte in der Krankenversicherung, ■ Leistungen.	20

Unterrichtseinheit	*Ziele*	*Inhalt*	*Std.*
UE 5: Sozialversicherungsrecht III	Die Lernenden ▪ verstehen und beschreiben Aufgaben, Ziele, Gegenstand und Leistungen der gesetzlichen Pflegeversicherung, ▪ setzen ihre Kenntnisse in Bezug zu ihrem beruflichen Handeln.	Die gesetzliche Pflegeversicherung: ▪ gesetzliche Grundlagen, ▪ Pflegebedürftigkeitsbegriff, ▪ Stufen der Pflegebedürftigkeit, ▪ Leistungen, ▪ Einrichtungen und Dienste, ▪ Vergütung, ▪ Qualitätssicherung.	38
UE 6: Sozialversicherungsrecht IV	Die Lernenden ▪ verstehen und beschreiben Grundsätze und Aufbau der Sozialgerichtsbarkeit, ▪ setzen ihre Kenntnisse in Bezug zu ihrem beruflichen Handeln.	Rechtsschutz: ▪ Aufbau der Sozialgerichtsbarkeit, ▪ Verfahrensgrundsätze, ▪ Gang des Verfahrens.	4

NOTIZEN

Modul 3: Rechtskunde

Unterrichtseinheit	*Ziele*	*Inhalt*	*Std.*
UE 1: Zivilrecht	Die Lernenden ■ verstehen und beschreiben Ziele, Gegenstand und berufsrelevante Bereiche des Zivilrechts, ■ setzen ihre Kenntnisse in Bezug zu ihrem pflegerischen Handeln.	Zivilrecht: ■ allgemeine Begriffsbestimmungen, ■ Haftungsrecht, ■ Erbrecht (Testament und Nottestament), ■ Betreuungsrecht, ■ Adoption, ■ Elterliche Sorge.	30 (*AP*), 7 (*KKP*, *AKP*)
UE 2: Arbeitsrecht	Die Lernenden ■ verstehen und beschreiben Ziele, Gegenstand und berufsrelevante Bereiche des Arbeitsrechts, ■ setzen ihre Kenntnisse in Bezug zu ihrem pflegerischen Handeln.	Arbeitsrecht: ■ allgemeine Begriffsbestimmungen, ■ Arbeitsvertrag, ■ Arbeitszeitgesetz, ■ Tarifrecht, ■ Arbeitsschutz.	11
UE 3: Strafrecht	Die Lernenden ■ verstehen und beschreiben Ziele, Gegenstand und berufsrelevante Bereiche des Strafrechts, ■ setzen ihre Kenntnisse in Bezug zu ihrem pflegerischen Handeln.	Strafrecht: ■ allgemeine Begriffsbestimmungen, ■ Freiheitsberaubung, ■ Schutz der Privatsphäre, ■ Unterlassene Hilfeleistung, ■ Verlassen in hilfloser Lage, ■ Körperverletzung, ■ Tötungsdelikte, ■ Schwangerschaftsabbruch, ■ Urkundenfälschung (Pflegedokumentation), ■ Vergehen wider die Sittlichkeit.	11
UE 4: Berufsrelevante Gesetze	Die Lernenden ■ verstehen und beschreiben Ziele und Gegenstand berufsrelevanter Gesetze, ■ setzen ihre Kenntnisse in Bezug zu ihrem pflegerischen Handeln.	Berufsrelevante Gesetze: ■ Arzneimittelrecht, ■ Apothekengesetz, ■ Betäubungsmittelgesetz, ■ Infektionsschutzgesetz, ■ Medizinproduktegesetz, ■ Strahlenschutz, ■ Lebensmittelrecht.	9

Unterrichtseinheit	*Ziele*	*Inhalt*	*Std.*
UE 5: Heimgesetz	Die Lernenden ■ verstehen und beschreiben Ziele, Gegenstand und berufsrelevante Bereiche des Heimgesetzes, ■ setzen ihre Kenntnisse in Bezug zu ihrem pflegerischen Handeln.	Heimgesetz: ■ Überblick: Heimgesetz, ■ Entwicklung des Gesetzes, Abgrenzung zu anderen Rechtsgebieten, Bewohnerinteressen und deren Schutz vor Beeinträchtigungen, ■ Anwendungsbereich und Zweck, ■ Voraussetzung zur Erlaubniserteilung und deren Versagung, ■ Heimverträge, ■ Missverhältnis zwischen Entgelt und Leistung, ■ Auflagen und Anordnungen, Beschäftigungsverbote, ■ Überwachung und Beteiligung an der Überwachung, ■ Heimmindestbauverordnung, Heimmitwirkungsverordnung, Heimversicherungsverordnung, Heimpersonalverordnung, ■ Leistungen nach §14 HG, HSVO, ■ Überblick über soziale Maßnahmen.	26 (*AP*), 2 (*KKP, AKP*)

NOTIZEN

Modul 4: Betriebswirtschaft

Unterrichtseinheit	*Ziele*	*Inhalt*	*Std.*
UE 1: Betriebswirtschaftliche Aspekte pflegerischen Handelns	Die Lernenden ■ verstehen und beschreiben Aufgaben, Ziele und Bereiche der Betriebswirtschaft im Krankenhaus bzw. Altenhilfeeinrichtungen, ■ setzen ihre Kenntnisse in Bezug zu ihrem beruflichen Handeln.	Betriebswirtschaftliche Aspekte pflegerischen Handelns: ■ Krankenhaus/Altenheim als Betrieb, ■ Krankenhausplanung, ■ Planung und Organisation des Betriebsprozesses, ■ Informationssysteme/Rechnungswesen, ■ Controlling, ■ Medizinische Dokumentation, ■ Preisbildung und Finanzierung, ■ EDV, ■ Marketing, ■ Qualitätsmanagement.	18

NOTIZEN

Modul 5: Arbeitsorganisation in Einrichtungen der Altenhilfe

Unterrichtseinheit	*Ziele*	*Inhalt*	*Std.*
UE 1: Aufbauorganisation	Die Lernenden ■ verstehen und beschreiben die wesentlichen Elemente der Aufbauorganisation, ■ setzen ihre Kenntnisse in Bezug zu ihrem beruflichen Handeln.	Aufbauorganisation: ■ Aufgabenanalyse, ■ Aufgabensynthese, ■ Organisationssysteme.	18
UE 2: Ablauforganisation	Die Lernenden ■ verstehen und beschreiben die wesentlichen Elemente der Ablauforganisation, ■ setzen ihre Kenntnisse in Bezug zu ihrem beruflichen Handeln.	Ablauforganisation: ■ Managementtechniken, ■ Führungsstile.	12
UE 3: Projektorganisation	Die Lernenden ■ verstehen und beschreiben die wesentlichen Elemente der Projektorganisation, ■ setzen ihre Kenntnisse in Bezug zu ihrem beruflichen Handeln.	Projektorganisation.	4

NOTIZEN

4 Qualifikationsphase II

Qualifikationsphase III:
erfahrungsgeleitetes und fachsystematisches Vertiefungswissen

↑

Qualifikationsphase II:
Detail- und Funktionswissen

↑

Qualifikationsphase I:
Verstehen von Zusammenhängen

↑

Orientierungsphase:
Orientierungs- und Überblickswissen

4.1 Einleitung

Die folgenden Fallbeispiele stellen mögliche Entwürfe für problemorientiertes Lernen dar. Sie knüpfen im Sinne des vorliegenden Curriculums an bereits vermitteltes Wissen an und sind zudem so konstruiert, dass noch nicht vermitteltes, für die Fallbearbeitung notwendiges Wissen erschlossen wird. Um im Hinblick auf den prozesshaften Charakter problemorientierten Lernens jedoch sicherzustellen, dass notwendiges Wissen vermittelt wird, sind übergeordnete Lernzielbereiche formuliert, die eine institutionsspezifische Modifikation bzw. Ergänzung zulassen. Grundsätzlich gilt, dass die auch in dieser Phase, wie schon in Qualifikationsphase I, angelegte Differenzierung in psychosoziale und somatische Schwerpunkte Berücksichtigung findet.
Die jeweiligen Fallaufgaben werden in Abhängigkeit der zu erreichenden Zielsetzungen zum Teil integriert, zum Teil aber auch berufsgruppenspezifisch bearbeitet. In Ergänzung der Fallbearbeitung findet analog dem Vorgehen der vorangehenden Phase ein Fertigkeiten-Training statt, das möglichst eng am psychomotorischen Qualifikationsspektrum der Fallaufgaben orientiert ist.

4.2 Lernbereich Teamarbeit (*AP*, *AKP*, *KKP*)

Brigitte Hembach ist Krankenpflegeschülerin im 3. Ausbildungsjahr; in 3 Monaten beginnt die Phase der Abschlussprüfungen. Derzeit ist sie auf der M3, einer Station der Medizinischen Klinik eingesetzt. Brigitte ist eine gute Schülerin; sie bekommt von Patienten und Kollegen ausgesprochen positive Rückmeldungen. Auf der M3 gefallen ihr die Arbeit und das kollegiale Miteinander so gut, dass sie ihre praktische Abschlussprüfung bevorzugt auf dieser Station absolvieren möchte und sich zudem keine bessere Station für den Beginn ihrer beruflichen Laufbahn vorstellen kann.
Herr Milthaus, 68 Jahre, ist Patient auf der M3. Nachdem er vor 3 Tagen zu Hause starke Schmerzen beim Auftreten mit dem rechten Fuß verspürte, war bei ihm phlebographisch eine tiefe Beinvenenthrombose rechts festgestellt worden. Herr Milthaus bekommt über eine Venenverweilkanüle und einen Perfusor täglich 30.000 i.E. Heparin i. v. Sein rechtes Bein ist auf einer Braun'schen Schiene hochgelagert; wegen der Emboliegefahr muss er strenge Bettruhe einhalten.
Herr Milthaus kommt mit seiner Situation gut zurecht – nur die strenge Bettruhe macht ihm zu schaffen: Er leidet unter Langeweile. Als er Schwester Renate Heinrich bittet, ihm ein Rätselheft am Kiosk zu kaufen, antwortet diese schnippisch: „Herr Milthaus! Wir sind hier nicht im Hotel und ich bin nicht ihr Dienstmädchen!"
Herr Milthaus ist über die Reaktion von Schwester Renate sehr betroffen. Sichtlich bedrückt erzählt er Brigitte von der Situation. Sie versucht nach Kräften, Herrn Milthaus zu trösten und wird zudem sehr nachdenklich, weil Herr Milthaus nicht der erste Patient ist, der sich bei ihr über Schwester Renate beklagt.
Bei einem gemeinsamen Abendessen schildert sie Heike, ihrer besten Freundin und Mitschülerin, den Fall. Heike hört genau zu und erzählt von ihrem derzeitigen Praxiseinsatz auf einer offenen, allgemeinpsychiatrischen Station. Sie berichtet, dass dort Besprechungen im Pflegeteam, ein regelmäßiger Austausch im therapeutischen Team und Teamsupervisionen stattfinden. Zudem gibt es ein Pflegeleitbild, ein Stationskonzept und ein hausinternes Beschwerdemanagement.
Brigitte fragt sich im Anschluss an das Gespräch, ob so etwas auch für ihre Station sinnvoll sein könnte?

Ziele

Die Lernenden
- kennen und verstehen Ursachen, Symptome, Verlauf, Therapie und mögliche Komplikationen einer tiefen Beinvenenthrombose und beschreiben diesbezügliche Schwerpunkte pflegerischen Handelns ,
- verstehen, dass Notwendigkeit und Art pflegerischen Handelns immer in Abhängigkeit von den Ressourcen und Problemen des pflegebedürftigen Menschen zu bewerten sind,
- verstehen ursächliche Faktoren für problematisches Verhalten von Pflegepersonen gegenüber pflegebedürftigen Menschen,
- setzen sich mit einem möglichen Dilemma zwischen Teamsolidarität und persönlichem Pflegeverständnis auseinander,
- kennen und beschreiben institutionelle Möglichkeiten von Verbindlichkeitsregelungen und Teambegleitung,
- konzipieren und begründen eine mögliche Strategie zur Problemlösung .

4.3 Lernbereich Rehabilitation (*AP*, *AKP*)

Herr Pudel, 74 Jahre alt und pensionierter Postbeamter, lebt mit seiner Frau in einem kleinen Häuschen am Stadtrand. Zum Haus gehört ein großer Zier- und Nutzgarten. Insbesondere seit seiner Pensionierung zählt Herr Pudel zu den begeisterten Hobbygärtnern und ist auch stellvertretender Vorsitzender des örtlichen Gartenbauvereins. Erst vor kurzem hat er einen kleinen Gartenteich angelegt, als nächstes plant er den Bau einer neuen Pergola.

Vor 10 Tagen erlitt Herr Pudel, für ihn vollkommen überraschend, während der Gartenarbeit einen apoplektischen Insult mit der Folge einer linksseitigen Hemiparese. Im Laufe seines Klinikaufenthaltes (Herr Padel wurde unmittelbar in ein Haus mit Stroke Unit eingewiesen), hat sich sein Zustand insgesamt sehr positiv entwickelt, darüber ist Herr Pudel sehr froh. Da er Rechtshänder ist, fühlt er sich zunehmend weniger eingeschränkt, möchte so schnell wie möglich nach Hause und steht auch einer von der Klinik empfohlenen Reha-Maßnahme eher skeptisch gegenüber.
Kein Verständnis hat er für das Bestreben von Pflegepersonen und Therapeuten, insbesondere seine linksseitigen Aktivitäten zu fördern und zu trainieren. Am meisten stört ihn, dass der Nachtschrank an die linke Bettseite gestellt und die Wandhalterung des Fernsehers so justiert wurde, dass er sich immer auf die linke Seite drehen muss, um fernzusehen.
Als er Schwester Hannelore Bergmann darauf anspricht und darum bittet, Nachtschrank und Fernseher wieder umzustellen, weil er doch mit seiner rechten Hand dann viel besser an seine Sachen käme, antwortet diese: „Das darf nicht geändert werden, das gehört zum Bobath-Konzept, das müssen Sie schon so akzeptieren!" Sie verlässt das Zimmer, ehe Herr Pudel noch einmal genauer nachfragen kann.
Als seine Frau ihn am Nachmittag besucht, findet sie ihn sehr bedrückt vor. Er erzählt ihr von seiner Bitte an die Schwester und deren Reaktion. Morgen früh bei der Visite wolle er mit Stationsarzt und Stationsschwester sprechen und ihnen sagen, dass er nach Hause wolle und nicht, wie ursprünglich geplant, noch für 3 Wochen in die Reha, denn sonst werde er womöglich noch unselbstständiger. Alles würde schon von selbst besser, wenn er erst wieder in seinem Garten arbeiten könne.

Ziele

Die Lernenden

- kennen und verstehen mögliche Folgesymptome eines apoplektischen Insults einschließlich ihrer neurophysiologischen Grundlagen,
- verstehen die Grundprinzipien des Bobath-Konzeptes und begründen krankheitsbildbezogene Anwendungsbereiche,
- beschreiben Rehabilitationsöglichkeiten im Anschluss an den Aufenthalt im Akutkrankenhaus,
- verstehen, dass die Mitarbeit (Compliance) eines pflegebedürftigen Menschen in Abhängigkeit von seinem individuellen Informationsbedarf interpretiert werden muss,
- beschreiben die Grundprinzipien einer angemessenen und zielgerichteten Patienteninformation und wenden diese an,
- konzipieren und begründen eine mögliche Strategie zur Problemlösung.

4.4 Lernbereich Beschäftigungsanleitung (*AP*)

Das Alten- und Pflegeheim „Brunnenhof" ist vor 8 Wochen nach Fertigstellung der Inneneinrichtung und abgeschlossener Personalakquise eingeweiht worden. Es befindet sich in einem Neubaugebiet einer Kleinstadt und verfügt über 75 Plätze für Seniorinnen und Senioren in Ein- und Zweibettzimmern, die 3 Wohnbereichen zugeordnet sind. Jeder Wohnbereich verfügt zudem über einen Gemeinschaftsraum, der mit einer gemütlichen Sitzecke und einem Fernseher ausgestattet ist. Mobile Bewohnerinnen und Bewohner können die Mahlzeiten in einem großen Speisesaal im Erdgeschoss gemeinsam einnehmen. Die Flügeltüren des Speisesaals lassen sich zu einem großen Garten hin öffnen, der von den Bewohnern gerne zum Spazierengehen genutzt wird. Die Einrichtung verfügt im Untergeschoss des Hauses auch über eine Bäderabteilung, deren Schwimmbad gegen Entgeld zu bestimmten Zeiten auch von Einwohnern der Kleinstadt genutzt werden kann. Sie wird von einem medizinischen Bademeister betreut. Im Untergeschoss befinden sich zudem einige kleinere Räume, die für Maßnahmen der Beschäftigungsanleitung genutzt werden können.
Der Träger der Einrichtung legt besonderen Wert darauf, dass moderne und innovative Konzepte der Pflege und Betreuung älterer Menschen – insbesondere in Bezug auf das Angebot von Freizeitaktivitäten – Berücksichtigung finden. Aus diesem Grund sind bereits in der Planungsphase des Alten- und Pflegeheims Gespräche mit örtlichen sozialen und kirchlichen Einrichtungen bezüglich möglicher gemeinsamer Aktivitäten geführt worden und auf großes Interesse an einer Zusammenarbeit gestoßen.
Die Heimleiterin Frau Bach und der Pflegedienstleiter Herr Rinnsal sowie die für die Beschäftigungsanleitung zuständige Sozialpädagogin Frau Hampel überlegen gemeinsam mit den Wohnbereichsleitungen Frau Gärtner, Frau Kiesel und Frau Burggraf, wie ein an den Ressourcen der Bewohnerinnen und Bewohnern orientiertes Konzept zur jahreszeitlichen Fest- und Feiergestaltung aussehen könnte.

Ziele

Die Lernenden

- beschreiben und verstehen Fest- und Feiergestaltung als integratives Element des Angebots zur Beschäftigungsanleitung in Einrichtungen der stationären Altenhilfe,
- beschreiben und verstehen interdisziplinäre und institutionsübergreifende Kooperationsmöglichkeiten als wesentliche Ressource für die Gestaltung des Freizeitangebots einer Altenhilfeeinrichtung,

- beschreiben Grundprinzipien einer ressourcenorientierten Beschäftigungsanleitung,
- erstellen und begründen ein Konzept zur jahreszeitlichen Fest- und Feiergestaltung sowie zur Beschäftigungsanleitung in einer stationären Einrichtung der Altenhilfe.

4.5 Lernbereich Altenhilfekonzepte (*AP*)

Judith und Hubert Ernsfeld, 70 und 75 Jahre alt, wohnen in einem Einfamilienhaus mit 2 Etagen in Mittelstadt. Zum Haus gehört ein kleiner Nutzgarten in dem die Ernsfelds Obst und Gemüse für den Eigenbedarf anbauen. Frau Ernsfeld hat ihr Leben lang als Hausfrau gearbeitet und sich der Erziehung ihres gemeinsamen Sohnes Ingo gewidmet. Herr Ernsfeld war beruflich als Verwaltungsangestellter in der Stadtbibliothek tätig. Beide sind engagierte Mitglieder der Kirchengemeinde und unternehmen auch sonst viel gemeinsam in ihrer Freizeit.
In letzter Zeit fällt ihnen die Arbeit in Haus und Garten immer schwerer. Dazu trägt insbesondere die chronische Polyarthritis von Frau Ernsfeld bei, die ihr an manchen Tagen große Schmerzen bereitet. Seit vor 12 Monaten bei Herrn Ernsfeld auch noch der Beginn eines Parkinson-Syndroms diagnostiziert wurde, überlegen beide, das Eigenheim zu verkaufen und sich eine kleine Wohnung in der Nähe ihres Sohnes zu mieten. Ingo Ernsfeld freut sich über den Entschluss seiner Eltern, zu denen er ein gutes Verhältnis hat. Da er beruflich sehr eingespannt ist, erhofft er sich von dem Umzug die Möglichkeit, beide häufiger zu sehen, was bislang aufgrund der großen räumlichen Distanz nur sehr selten möglich war. Er weiß, dass seine Eltern trotz der krankheitsbedingten Einschränkungen sehr aktive und vielseitig interessierte Menschen sind, denen eine abwechslungsreiche und anregende Freizeitgestaltung und der Erhalt ihrer Selbstständigkeit sehr wichtig sind.

Ziele

Die Lernenden
- kennen und verstehen Ursachen, Symptome, Verlauf und Therapie des Parkinson-Syndroms und der chronischen Polyarthritis,
- verstehen und beschreiben mögliche Konsequenzen für die betroffenen Menschen und diesbezügliche Schwerpunkte pflegerischen Handelns,
- sind bereit, sich in die veränderte Lebenssituation älterer Menschen einzufühlen,
- verstehen und beschreiben Aufgaben, Ziele und Elemente der Alten(hilfe)planung,
- beschreiben und analysieren regionale kirchliche und kommunale Angebote für ältere Menschen,
- konzipieren und begründen eine mögliche Strategie zur Problemlösung.

4.6 Lernbereich Heimeinzug (*AP*)

Frau Hartmann, 87 Jahre und seit 20 Jahren verwitwet, ist bei der Hausarbeit in ihrer Wohnung im 2. Stock eines Mietshauses gestürzt und hat sich eine Oberschenkelhalsfraktur rechts zugezogen. Sie wird vom Notarzt in das städtische Klinikum eingewiesen; der Bruch wird mit einer Totalendoprothese (TEP) operativ versorgt. Frau Hartmann darf das operierte Bein bereits am 1. postoperativen Tag wieder voll belasten. Obwohl die Schmerzen im rechten Bein täglich weniger werden, bleibt sie während des gesamten Krankenhausaufenthaltes stark auf die Unterstützung des Pflegepersonals angewiesen, da ihr ihre Linksherzinsuffizienz und ihre Gonarthrose zusätzlich stark zu schaffen machen. Sie leidet unter einer Belastungsdyspnoe und kann nur wenige Schritte ohne Begleitung gehen. Insbesondere beim An- und Auskleiden, bei der Körperpflege und beim Gang zur Toilette – vor allem nachts – fühlt sie sich sehr unsicher. Sie fragt sich ernsthaft, wie sie mit dieser Einschränkung allein einen Haushalt bewältigen soll, zumal sie schon vor dem Sturz Hilfe und Unterstützung durch einen ambulanten Pflegedienst und das sog. „Essen auf Rädern" benötigte. Eine Rückkehr in ihre alte Wohnung ist unmöglich, da das Mietshaus keinen Fahrstuhl besitzt und sie die vier Treppen zu ihrer Wohnung schon vor der Hüftoperation nur schwer bewältigen konnte. Auch das Einkaufen und Besuche bei Bekannten konnte sie in letzter Zeit aus diesem Grund immer seltener erledigen. An manchen Tagen hatte sie sich richtiggehend einsam gefühlt, da ihr Sohn und ihre Tochter beide in Vollzeit berufstätig sind und ihre Mutter abwechselnd nur am Wochenende besuchen können.
Frau Hartmann überlegt, ob der Umzug in eine Altenhilfeeinrichtung für sie nicht vielleicht eine gute Lösung sei. Der Gedanke daran, dass sie auf die Hilfe fremder Menschen angewiesen ist und ihre persönlichen Sachen zurücklassen muss, behagt ihr allerdings gar nicht. Schließlich hat sie mehr als 50 Jahre in ihrer Wohnung gelebt, in der sich viele liebgewonnene Dinge angesammelt haben. Als sie mit Schwester Beate Munster über einen möglichen Umzug in eine Altenhilfeeinrichtung spricht, verspricht diese, für Frau Hartmann einen Gesprächstermin mit der Pflegeperson für Überleitungspflege zu vereinbaren.

Ziele

Die Lernenden
- kennen und verstehen Ursachen, Symptome und Therapie von Oberschenkelhalsfrakturen, Gonarthrose und Linksherzinsuffizienz und beschreiben

diesbezügliche Schwerpunkte pflegerischen Handelns,
- verstehen und beschreiben wesentliche Elemente des Konzeptes der Überleitungspflege,
- verstehen, dass ein Umzug in eine Altenhilfeeinrichtung für den betroffenen Menschen eine kritische Situation darstellt,
- sind bereit, die Situation „Heimeinzug" aus der Perspektive der betroffenen Menschen zu betrachten,
- verstehen und beschreiben Möglichkeiten einer bewohnerorientierten Zimmergestaltung,
- erstellen und begründen ein Konzept zur Gestaltung eines bewohnerorientierten Heimeinzugs.

4.7 Lernbereich Demenz (*AP*, *AKP*)

Herr Winter, 72 Jahre alt, leidet seit 5 Jahren an seniler Demenz vom Alzheimer Typ, die bei ihm starke Störungen hinsichtlich zeitlicher und örtlicher Orientierung verursacht. Für das Ehepaar Winter war die endgültige Diagnose damals ein schwerer Schlag, aber für Frau Winter war es gar keine Frage, dass sie ihren Mann daheim behalten und selbst betreuen wollte. Mit enormem Engagement hatte sie sich in die „Arbeit" gestürzt, überzeugt davon, dass sie und ihr Mann diese Situation schon irgendwie meistern würden.
Seit ca. 3 Monaten häufen sich bei Herrn Winter Orientierungsstörungen zur Person: seine Frau redet er immer häufiger mit „Mutter" an. Insbesondere nachts ist er in letzter Zeit sehr unruhig, läuft durchs Haus und reagiert außerordentlich gereizt und aggressiv, wenn seine Frau ihn zurück ins Bett bringen möchte. Frau Winter belastet diese Situation sehr. Sie kommt kaum noch zur Ruhe, ihre physischen und psychischen Kräfte schwinden. Sie weint viel und als ihr Mann wieder einmal bockig reagiert, beschimpft sie ihn böse und kann sich gerade noch zurückhalten, ihm eine Ohrfeige zu geben.
Elisabeth Winter, die Tochter der beiden, beobachtet diese Entwicklung seit längerer Zeit mit Sorge und fragt sich, wie das wohl noch enden soll.

Ziele

Die Lernenden
- kennen und verstehen Ursachen, Symptome und Verlauf der senilen Demenz vom Alzheimer-Typ,
- sind bereit, sich in die Situation eines demenziell erkrankten Menschen und seiner pflegenden Angehörigen einzufühlen,
- erkennen, dass Aggressionen und emotionale Instabilität pflegender Angehöriger mögliche Artikulationsmerkmale einer Überforderung sind,
- kennen und verstehen Funktion und Ziele von Selbsthilfegruppen,
- kennen und beschreiben ambulante, teilstationäre und stationäre Angebote zur Betreuung demenziell erkrankter Menschen,
- verstehen und beschreiben Realitäts-Orientierungs-Training, Validation und das Snozelen-Konzept als pflegerische Konzepte zur Betreuung demenziell erkrankter Menschen und wenden diese an,
- konzipieren und begründen eine mögliche Strategie zur Problemlösung.

4.8 Lernbereich Chronische Erkrankung (*AP*, *AKP*)

Herr Balke, 76 Jahre alt, ist vor 6 Monaten in seiner Heimatstadt in eine Einrichtung für betreutes Wohnen gezogen, die an ein Alten- und Pflegeheim angeschlossen ist. Der Umzug war eine bewusste Entscheidung für einen geregelten Tagesablauf und etwas mehr Geselligkeit ohne die Sorge für die täglichen Dinge des Lebens. Herr Balke ist als lebenslustiger Mensch bei Heimbewohnern und Pflegepersonal gleichermaßen beliebt und bereichert so manche Feier durch komische Einlagen. Da er eine gute Rente bezieht, kann er die Kosten für die Heimunterbringung selbst bezahlen.
Vor 15 Jahren ist bei Herrn Balke ein insulinpflichtiger Diabetes mellitus Typ II festgestellt worden. Herr Balke kontrolliert seinen Blutzucker selbst. Auf Anordnung des Hausarztes injiziert er sich 3 I.E. Alt- und 5 I.E. Basal-Insulin, wenn der Wert nüchtern zwischen 150 und 180 mg% liegt. Außerdem macht er vor jeder Mahlzeit und um 22 Uhr einen Blutzuckerstix. Liegt der Blutzucker zu dieser Zeit über 200 mg%, injiziert er nochmals 2 I.E. Basal-Insulin. Zusätzlich hält er eine Diät von 18 BE (5–1-5–1-5–1) am Tag ein.
An die subkutanen Insulininjektionen hat sich Herr Balke im Laufe der Zeit gewöhnt; sie gehören für ihn sozusagen zum Tagesablauf dazu. Die selbstständige Kontrolle des Blutzuckers und Injektion des Insulins ermöglichen ihm eine große Unabhängigkeit, die er sehr genießt. Schwerer fällt ihm allerdings das Einhalten der erforderlichen Diät. Vor allem der Verzicht auf Schokolade gelingt ihm nicht immer, aber da kann er ja mit dem Anpassen der Insulinmenge nachhelfen.
Zusätzlich leidet Herr Balke seit ca. 5 Jahren an einer AVK 2. Grades. Vor 4 Monaten hat sich an der Innenseite des rechten Unterschenkels ein – mittlerweile – handtellergroßes Ulcus cruris arteriosum gebildet. Auf Anordnung seines Hausarztes wird die Wunde feucht mit Ringerlösung verbunden. Herr Balke hat zwar – abgesehen von den Beschwerden beim Laufen längerer Wegstrecken – keine zusätzlichen Schmerzen an der Wunde, aber so richtig voran geht es mit der Wundheilung auch nicht. Im Gegenteil: Die Wunde ist an den

Rändern schwärzlich verfärbt und am Wundgrund gelblich-schmierig belegt. Als die Wohnbereichsleitung Karin Nussbaum von einer Fortbildungsveranstaltung über das Behandlungsmanagement bei chronischen Wunden zurückkehrt, regt sie an, die Wundversorgung bei Herrn Balke zu überdenken.

Ziele

Die Lernenden
- kennen und verstehen Ursachen, Verlauf und Therapieprinzipien des Diabetes mellitus und der arteriellen Verschlusskrankheit und beschreiben diesbezügliche Schwerpunkte pflegerischen Handelns,
- verstehen und beschreiben Prinzipien des Wundbehandlungsmanagements chronischer Wunden und wenden diese an,
- erkennen die Notwendigkeit interdisziplinärer Kooperation und Kommunikation,
- verstehen, dass effektive Therapiekonzepte den Einbezug und die Mitarbeit (Compliance) des pflegebedürftigen Menschen erfordern,
- konzipieren und begründen eine mögliche Strategie zur Problemlösung.

4.9 Lernbereich Berufsgeschichte (*KKP*, *AKP*)

Am Rande einer Geburtstagsfeier im Freundeskreis kommt es zu einem Gespräch über die verschiedenen Ausbildungen, die die Beteiligten gerade absolvieren. Zu den Teilnehmern des Gesprächs zählen auch Anke und Martina, die gerade im 3. Ausbildungsjahr zur Kinderkranken- und Krankenschwester sind.
Als die beiden berichten, dass ihr Anstellungsträger auf eine lange Tradition in der Pflege zurückblickt und Tradition auch heute noch wichtig ist, wollen ihre Freunde genaueres wissen. Anke und Martina merken, dass sie eigentlich nicht sehr viel über die Geschichte ihres Anstellungsträgers und auch ihres Berufes wissen und beschließen, dies zu ändern.

Ziele

Die Lernenden
- kennen und verstehen wesentliche historische Prozesse,
- setzen diese Prozesse in Beziehung zur allgemeinen Geschichte der Pflege bzw. des Gesundheitswesens und vergleichen sie mit dieser,
- sichten, verstehen und analysieren Dokumente des institutionsbezogenen Selbstverständnisses,
- erklären die Bedeutung der historischen Prozesse für das spezifische Pflegeverständnis,
- formulieren eine eigene Positionierung,
- entwickeln und begründen ein berufshistorisch fundiertes Konzept zur Präsentation der Geschichte des Anstellungsträgers.

4.10 Lernbereich Frühgeborenenpflege (*KKP*)

Frau Weiß, 31 Jahre alt, wird wegen einer Schwangerschaftshypertension in der 32. Schwangerschaftswoche mit einem Blutdruck von 170/100 mmHg stationär aufgenommen. Sie hat massive Ödeme an den Beinen und in der Bauchhaut, die in den vergangenen 2 Wochen zu einer Gewichtszunahme von 1800 g geführt haben. Zur Unterstützung der Lungenreife des Kindes bekommt Frau Weiß bei der stationären Aufnahme und 24 Stunden später jeweils 12 mg Celestan solubile i. m. Am 3. Tag ihres Krankenhausaufenthaltes wird eine Sectio caesarea, die komplikationslos verläuft, durchgeführt. Susanne kommt mit einem Gewicht von 1500 g und einer Größe von 42 cm zur Welt. Sie atmet spontan und nach der Erstversorgung im Kreißsaal wird sie in einem Inkubator auf der Frühgeborenenstation weiter betreut.
Über einen Einschwemmkatheter am linken Arm werden täglich 180 ml Glucose 5% infundiert. Ein Sensor am linken Fuß misst kontinuierlich die Sauerstoffsättigung. Susanne spuckt zunächst noch Fruchtwasser, am 2. Tag kann ihr jedoch über eine transnasale Ernährungssonde 8 x 1 ml Frühgeborenennahrung zugeführt werden. Ärzte und Pflegepersonal sind zuversichtlich, dass in nächster Zeit auch ein Ernährungsversuch mit Muttermilch durchgeführt werden kann.
Frau Weiß hat die Sectio gut überstanden, fühlt sich aber noch ziemlich matt und müde. Besonders unglücklich ist sie darüber, dass sie Susanne nicht bei sich haben kann. Ein Polaroid-Foto aus dem Kreißsaal und die Berichte ihres Mannes, der zwischen Kind und Ehefrau „pendelt", sind ihr einziger Bezugspunkt. Am 3. postoperativen fühlt sich Frau Weiß endlich in der Lage längere Zeit aufzubleiben und wird von ihrem Mann im Rollstuhl auf die Frühgeborenenstation gefahren.
Frau Weiß reagiert geschockt und weint, als sie Susanne zum ersten Mal sieht: So klein hatte sie sich ihr Kind nicht vorgestellt. Sie traut sich nicht, Susanne im Inkubator zu berühren, aus Angst, die „Verkabelungen" zu beschädigen. Fast noch schlimmer sind ihre Schuld- und Versagensgefühle, weil sie ihr Kind nicht bis zum Geburtstermin hat austragen können.

Ziele

Die Lernenden
- kennen und verstehen mögliche Ursachen einer Frühgeburt,

- kennen und verstehen die Elemente der medizinischen und pflegerischen Versorgung frühgeborener Kinder,
- sind bereit, sich in die Situation der Eltern eines frühgeborenen Kindes einzufühlen,
- erkennen, dass die Unterstützung der Eltern-Kind-Bindung eine wesentliche Aufgabe des Pflegepersonals ist und beschreiben diesbezügliche pflegerische Interventionen,
- verstehen und beschreiben Möglichkeiten der Sinnesförderung frühgeborener Kinder und deren Bedeutung für die Eltern-Kind-Bindung,
- konzipieren und begründen eine mögliche Strategie zur Problemlösung.

4.11 Lernbereich Vernachlässigung und Misshandlung (*KKP*)

Sabine ist 2 1/2 Jahre alt und wird von ihren Eltern in die Ambulanz eines Krankenhauses gebracht. Die Eltern, 19 und 20 Jahre alt und beide arbeitslos, berichten, dass ihre Tochter gestern Abend in die mit heißem Wasser gefüllte Badewanne gefallen sei. Sie hätten zunächst mit „Hausmitteln" versucht, die Verletzung zu versorgen, aber Sabine sei nicht zu beruhigen gewesen. Jetzt sollten hier doch 'mal die Fachleute ihr Glück versuchen. Sabine sei ein sehr lebhaftes Kind, das sowieso nie mache, was man ihm sage, von daher sei es nur eine Frage der Zeit gewesen, bis so etwas passieren musste.

Bei der Untersuchung von Sabine zeigen sich großflächige Verbrühungen 2. Grades an beiden Unterschenkeln, die unterhalb des Knies scharf abgegrenzt sind. Die Haut ist tiefrot verfärbt und weist mehrere große Blasen auf, die zum Teil geöffnet sind. Die Wunden werden mit einem Hydrogel versorgt und steril abgedeckt. Sabine klammert sich sehr stark an ihre Mutter, ist sehr still und weint leise vor sich hin. Sie reagiert verschreckt auf Ansprache, jammert viel und äußert sich in wenigen unspezifischen Worten, bei denen sie unterstützend auf die Dinge zeigt, die sie meint. Die Eltern berichten, dass sie auch daheim nicht in der Lage sei, „vernünftige" Worte zu sprechen; es bleibe meistens bei „da!" und „Mama".

Schwester Mathilde Hammer findet die gesamte Situation recht merkwürdig und fragt sich, ob ein „Wannensturz" eigentlich so aussehen kann.

Ziele

Die Lernenden

- kennen und verstehen Prinzipien der Wundversorgung bei Verbrühungen und wenden diese an,
- verstehen und beschreiben die normale Sprachentwicklung eines Kindes und mögliche Interventionen zur Förderung der Sprachentwicklung,
- werden aufmerksam auf mögliche Bedingungsfaktoren und Artikulationsmerkmale einer Vernachlässigung von Kindern,
- kennen und verstehen Aufgaben und Ziele von Organisationen zum Schutz von Kindern,
- sind bereit, sich beim Verdacht auf Vernachlässigung und Misshandlung eines Kindes durch die Eltern sensibel und verantwortlich zu verhalten und Hilfe in Anspruch zu nehmen,
- konzipieren und begründen eine mögliche Strategie zur Problemlösung.

4.12 Lernbereich Pflegeüberleitung (*KKP*)

Elisabeth ist 3 Jahre alt, leidet seit ihrer Geburt an Mukoviszidose und wird von ihren Eltern daheim betreut. In letzter Zeit wehrt sich Elisabeth vermehrt gegen das strikte Behandlungskonzept, was sich in häufigem Weinen und Schreien äußert. Elisabeths Eltern fühlen mit ihrer Tochter, die von vielen üblichen Aktivitäten von Kindern ihres Alters ausgeschlossen ist, und so kommt es schon einmal vor, dass sie einmal „beide Augen zudrücken" und die Behandlungsregeln nicht immer ganz strikt einhalten. So bleibt auch etwas mehr Zeit für Elisabeths Geschwister, 4, 6 und 8 Jahre alt. Insbesondere Georg, der älteste Sohn, lässt seit einem halben Jahr in seinen schulischen Leistungen deutlich nach und die für ihn arrangierten Stunden bei einer Nachhilfelehrerin bringen nahezu keinen sichtbaren Erfolg.

Eines Morgens ist Elisabeth außergewöhnlich stark verschleimt, sie weint viel und macht insgesamt einen apathischen Eindruck. Die rektale Temperaturmessung ergibt einen Wert von 40,2° C. Der konsultierte Hausarzt überweist Elisabeth mit der Diagnose „Pneumonie" zur stationären Aufnahme in die Kinderklinik mit Überwachungseinheit. Für die Eltern ist das akute Ereignis ein ziemlicher Schock. Sie fühlen sich zudem mitverantwortlich, weil sie Elisabeths Protesten gegen das Behandlungskonzept wohl zu häufig nachgegeben haben. Als sich Elisabeth nach 14 Tagen Krankenhausaufenthalt weitgehend erholt hat und wieder nach Hause entlassen werden soll, fragen sie sich, wie sie in Zukunft besser mit der besonderen Situation ihrer Tochter umgehen können. Auf Anraten der Stationsleitung wenden sie sich an die zuständige Pflegeperson für Pflegeüberleitung.

Ziele

Die Lernenden

- kennen und verstehen Ursachen, Verlauf und Therapie der Mukoviszidose und beschreiben diesbezügliche Schwerpunkte pflegerischen Handelns,
- verstehen und beschreiben wesentliche Elemente des Konzeptes der Überleitungspflege,
- werden aufmerksam auf mögliche Auswirkungen einer chronischen Erkrankung auf eine Familie,
- erkennen, dass bei der Betreuung und Pflege chronisch kranker Kinder der pflegefachlichen Beratung der Eltern eine entscheidende Rolle zukommt und führen diese durch,
- kennen und verstehen Funktion und Ziele von Selbsthilfegruppen,
- kennen und verstehen spezifische Unterstützungsangebote ambulanter Dienste zur pflegerischen Betreuung von Kindern,
- verstehen und beschreiben altersgerechte Möglichkeiten zur Förderung der Mitarbeit (Compliance) bei Kindern und wenden diese an,
- konzipieren und begründen eine mögliche Strategie zur Problemlösung.

4.13 Lernbereich Rehabilitation (*KKP*)

Sebastian, 10 Jahre alt, ist beim Skateboardfahren in der Halfpipe so unglücklich gestürzt, dass er sich mehrere Brüche im Brustwirbelbereich zugezogen hat. Bereits kurz nach der operativen Versorgung wird deutlich, dass die schlimmsten Befürchtungen eingetroffen sind: Der Unfall hat eine Paraplegie zur Folge und Sebastian wird zukünftig immer auf einen Rollstuhl angewiesen sein. Für Sebastian und seine Eltern kommt der Unfall einer Katastrophe gleich. Wie soll das alles denn nun weitergehen?

Ziele

Die Lernenden

- kennen und verstehen Ursachen, Verlauf und Therapie von Frakturen der Wirbelsäule und beschreiben diesbezügliche Schwerpunkte pflegerischen Handelns,
- verstehen und beschreiben Auswirkungen einer plötzlich auftretenden Behinderung eines Kindes auf die Familie,
- verstehen, dass das Auftreten einer Behinderung eines Kindes eine kritische Situation für die gesamte Familie darstellt und sind bereit, sich in diese Situation einzufühlen,
- kennen und beschreiben Aufgaben und Ziele der Rehabilitation beschreiben Rehabilitationsmöglichkeiten für Kinder mit Paraplegie im Anschluss an den Aufenthalt im Akutkrankenhaus,
- konzipieren und begründen eine mögliche Strategie zur Problemlösung.

4.14 Lernbereich prä- und postoperative Pflege (*KKP*)

Christian ist 4 Jahre alt und leidet an einer Fallott-Tetralogie. Im 1. Lebensjahr wurde bereits eine palliative Korrektur des angeborenen Herzfehlers vorgenommen. In 3 Tagen soll nun die endgültige operative Korrektur in einer speziellen Herzklinik erfolgen.
Christians Eltern blicken auf eine psychisch sehr belastende Zeit zurück und sehen der Operation mit gemischten Gefühlen entgegen: Einerseits erhoffen sie sich, dass Christian nun endlich ein normales Leben wie andere Kinder auch führen kann, andererseits haben sie auch Angst vor möglichen Komplikationen des Eingriffs. Letztere wird vor allem durch die schlechten Erfahrungen der Eltern im Zusammenhang mit der ersten Operation verstärkt. Damals war es aufgrund der räumlichen Gegebenheiten für Christians Mutter nicht möglich, bei ihrem Kind zu bleiben, Informationen von medizinischem und pflegerischem Personal bekam sie nur bei hartnäckigem Nachfragen und die Eltern fühlten sich insgesamt eher als Randfiguren in dem ganzen Geschehen.
Diesmal soll das alles anders werden. Christians Mutter hat in der Zwischenzeit sehr viel über die Erkrankung ihres Sohnes und die bevorstehende Operation gelesen, sie besteht darauf, während des gesamten Krankenhausaufenthaltes bei ihrem Sohn zu bleiben und fragt jedem, der zu Christian ins Zimmer kommt, „Löcher in den Bauch". Insbesondere Schwester Angelika Grimme, die für Christian zuständige Pflegeperson, empfindet die Situation als schwierig, da Christian sich bei der präoperativen Übungsanleitung ängstlich, immer passiver und zurückhaltender verhält.

Ziele

Die Lernenden

- kennen und verstehen Ursachen, Symptome und Therapie der Fallott-Tetralogie und beschreiben diesbezügliche Schwerpunkte pflegerischen Handelns,
- beschreiben und verstehen Elemente des präoperativen Einübens postoperativ erforderlicher Fertigkeiten im Rahmen der Herz-Thorax-Chirurgie,
- kennen und beschreiben Aufgaben von Spezialkliniken im Rahmen der Gesundheitsversorgung,
- beschreiben und verstehen die Auswirkungen der Herzoperation eines Kindes auf die gesamte Familie

und sind bereit, diese Situation aus der Perspektive der betroffenen Menschen zu betrachten,
- verstehen, dass bislang gemachte Erfahrungen großen Einfluss auf das Verhalten von Menschen haben,
- erkennen, dass sich das Verhalten von Eltern wesentlich auf das Verhalten von Kindern auswirkt,
- verstehen und beschreiben altersgerechte Formen der Informationen von Kindern und wenden diese an,
- verstehen, dass effektive Therapiekonzepte des Einbezugs und der Mitarbeit (Compliance) von Eltern und Kindern gleichermaßen bedürfen,
- konzipieren und begründen eine mögliche Strategie zur Problemlösung.

4.15 Lernbereich Psychiatrie (*AKP*)

Herr Balling, 46 Jahre alt, leidet seit 8 Jahren unter einer endogenen Psychose aus dem schizophrenen Formenkreis. Er war bereits mehrmals zur Therapie akuter Krankheitsschübe in der regionalen Fachklinik für Psychiatrie. Er nimmt regelmäßig Psychopharmaka, die das Auftreten akuter Zustände verhindern sollen. Von Zeit zu Zeit – zumeist dann, wenn er sich ausgesprochen gut fühlt – setzt er die vom Arzt verordneten Psychopharmaka ab, weil er davon überzeugt ist, keine Medikamente mehr zu benötigen. In den meisten Fällen gelingt es seiner Ehefrau, ihn dann doch von der Notwendigkeit der Einnahme zu überzeugen und so einen neuen Schub zu verhindern.
In den letzten 3 Wochen hatte sie damit jedoch keinen Erfolg, so dass Herr Balling gestern wieder auf die geschlossenen Station der psychiatrischen Klinik eingewiesen werden musste. Frau Balling, 41 Jahre alt, hat gerade diese letzte Einweisung und die Zeit im Vorfeld als sehr belastend erlebt. Ihr Mann, mit dem sie jetzt seit 18 Jahren verheiratet ist, neigte schon früher zu übertriebener Eifersucht. Diese hatte aber in der letzten Woche im wahrsten Sinne des Wortes „wahnhafte" Züge angenommen, indem er sie auf Schritt und Tritt überall hin begleiten wollte, das Telefon abschloss und den Postboten als Liebhaber seiner Frau beschimpfte. Zudem begann er die Körperpflege und Nahrungsaufnahme extrem zu vernachlässigen, da er von der Vorstellung getrieben war, seine Frau ständig beaufsichtigen zu müssen. Die Situation spitzte sich in der Nacht der Einweisung zu, als Herr Balling, überzeugt von der Untreue seiner Ehefrau, begann, sie zu verprügeln. Über das Telefon konnte Frau Balling gerade noch Polizei und Notarzt anfordern, bevor sie bewusstlos zu Boden ging.
Frau Balling wendet sich in der zweiten Woche des Krankenhausaufenthaltes ihres Mannes an die Stationsleitung der geschlossenen Abteilung, berichtet ihr von der Nacht der Einweisung und bringt zum Ausdruck, dass sie erst einmal etwas Abstand benötigt und ihren Mann nicht direkt nach seiner Entlassung bei sich aufnehmen möchte.

Ziele

Die Lernenden
- kennen und verstehen Ursachen, Arten, Verlauf und Therapie von Psychosen aus dem schizophrenen Formenkreis und beschreiben diesbezügliche Schwerpunkte pflegerischen Handelns,
- kennen und verstehen Elemente interdisziplinärer Therapiekonzepte für psychisch erkrankte Menschen,
- verstehen und beschreiben Psychoedukation als wesentliches Element der Prävention akuter Krankheitsschübe,
- sind bereit, sich in die Situation psychisch erkrankter Menschen und ihrer Angehörigen einzufühlen,
- erkennen, dass effektive Therapiekonzepte den Einbezug des psychisch kranken Menschen und seiner Bezugspersonen erfordern,
- kennen und verstehen Aufgaben und Ziele stationärer, teilstationärer und ambulanter Versorgungskonzepte der Psychiatrie,
- konzipieren und begründen eine mögliche Strategie zur Problemlösung.

4.16 Lernbereich onkologische Erkrankung (*AKP*)

Frau Hillenberg, 39 Jahre alt, hatte vor einer Woche eine Verhärtung in ihrer rechten Brust entdeckt. Die vom Gynäkologen veranlasste Mammographie verstärkte den Verdacht auf einen Tumor, sodass Frau Hillenberg zur weiteren Abklärung in das örtliche Krankenhaus eingewiesen wurde. Der intraoperative Schnellschnitt ergab einen positiven Befund: Frau Hillenberg wurde vor 4 Tagen die rechte Brust mit den axillären Lymphknoten entfernt. Die Operation verlief komplikationslos und rein körperlich fühlt sich Frau Hillenberg schon wieder recht wohl. Ihr Ehemann besucht sie jeden Tag, bleibt jedoch immer nur sehr kurze Zeit, da er beruflich sehr eingespannt ist. Den gemeinsamen Sohn Felix, 9 Jahre alt, will er Ende der Woche auch zu einem Besuch mit ins Krankenhaus bringen.
Umso niederschmetternder ist für Frau Hillenberg das Ergebnis der histologischen Untersuchung des Tumors: Oberarzt Dr. Griffel eröffnet ihr, dass die radikale Entfernung der Brust erst der Anfang des Kampfes gegen den Krebs ist, sie sich darüber hinaus jedoch einer Chemotherapie unterziehen muss.
Frau Hillenberg ist am Boden zerstört, weint und kann sich nach dem Gespräch mit dem Oberarzt gar

nicht mehr beruhigen. Schwester Caroline Frohberg versucht sie zu trösten und ein wenig aufzumuntern. „Ach wissen Sie – mein Mann hält es ja schon wegen des Krebses und der fehlenden Brust nicht mehr mit mir aus! Was passiert wohl erst, wenn mir auch noch die Haare ausgehen?“, bricht es aus ihr heraus.

Ziele

Die Lernenden

- kennen und verstehen Ursachen, Arten, Verlauf und Therapie des Mammakarzinoms und beschreiben diesbezügliche Schwerpunkte pflegerischen Handelns,
- kennen und verstehen Indikationen, Wirkungen und Nebenwirkungen von Zytostatika und beschreiben diesbezügliche Schwerpunkte pflegerischen Handelns,
- sind bereit, sich in die Situation einer von Brustkrebs betroffenen Frau einzufühlen,
- verstehen, dass die Diagnose Krebs eine kritische Situation für die betroffenen Menschen und ihre Angehörigen darstellt,
- verstehen und beschreiben Auswirkungen einer Körperbildstörung auf Partnerschaft und Sexualität und diesbezügliche Schwerpunkte pflegerischen Handelns,
- konzipieren und begründen eine mögliche Strategie zur Problemlösung.

5 Qualifikationsphase III

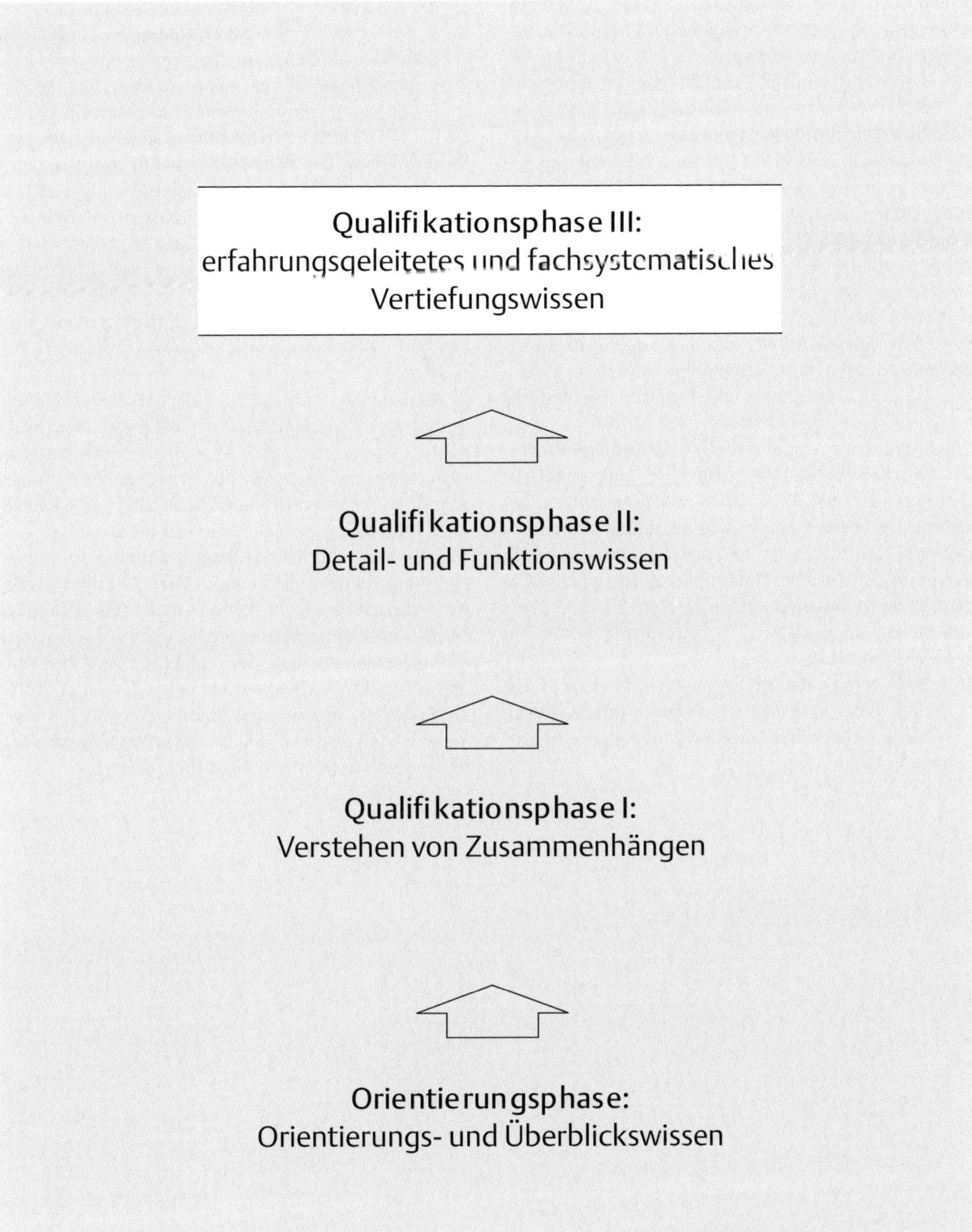

Die Qualifikationsphase III umfasst die Vermittlung erfahrungsgeleiteten und fachsystematischen Vertiefungswissens. Auf dieser Stufe sollen die Lernenden vorbereitet werden auf die Bewältigung komplexer, problembehafteter und unvorhersehbarer Arbeitsaufgaben, wie sie im beruflichen Alltag als besondere Herausforderungen an Sachverstand und Erfahrung immer wieder auftreten. Eine umfassende Anbahnung eines solchen Wissens- und Erfahrungsstandes ist in der Ausbildung nicht möglich, wohl aber ein partielles Verständnis davon, in welche Richtung pflegerisches Expertenwissen auf der Kompetenz- und Handlungsebene gehen muss. Dieses Verständnis soll in Form von Projektarbeit vermittelt werden, indem die Lernenden zunächst auf der Basis konkreter Arbeitsaufträge für sie unvorhersehbare, komplexe und problembehaftete Situationen aus ihrer bisherigen Pflegeerfahrung beschreiben. Mittels arbeitsfeldspezifischer Problemsupervision werden diese Situationen dann unter Hinzuziehung von Expertinnen und Experten berufsspezifisch reflektiert und bearbeitet.

Um den für diese Vorgehensweise notwendigen Transfer zwischen betrieblich-praktischer und schulisch-theoretischer Ausbildung auch instrumentell zu gewährleisten, bedarf es eines reflektionsstrukturierenden Arbeitsauftrages, der in gewissem Maße die Funktion eines „Katalysators“ im Hinblick auf die präzise Codierung der zu beschreibenden Problemsituation übernimmt. Ein so gestalteter Arbeitsauftrag könnte in etwa wie folgt lauten:

- 1. Bitte denken Sie sich noch einmal intensiv in den Ablauf Ihres vergangenen Praxiseinsatzes hinein. Welche Situationen kommen Ihnen dabei besonders in Erinnerung?
- 2. Bitte wählen Sie diejenige Situation aus, in der Sie in besonderem Maße das Gefühl hatten, dieser nicht gewachsen zu sein, weil Ihr bisheriges Wissen und Ihre Erfahrung einfach nicht ausreichten, um diese Situation erfolgreich zu bewältigen.
- 3. Bitte beschreiben Sie dieses Erlebnis möglichst detailliert. Wichtig sind dabei insbesondere:
  - das Pflegeproblem, das es zu lösen galt, sowie
  - die von Ihnen gewählte Lösungsstrategie.

Ein so formulierter Arbeitsauftrag gewährleistet eine Strukturierung der anzufertigenden Problembeschreibungen, die im Hinblick auf die jeweils von den einzelnen Lernenden beschriebenen Situationen Kategorienbildung erlaubt und Vergleichbarkeit gewährleistet. Durch die gemeinsame integrierte Reflexion dieser Problemsituationen entstehen Synergieeffekte im Hinblick auf Vielfalt, Problemstruktur, planbare und nicht planbare Handlungselemente sowie Lösungsstrategien.

In Abhängigkeit von der Komplexität der jeweils beschriebenen Problemsituation sollte ca. ein Unterrichtstag angesetzt werden. Organisatorisch bietet es sich daher an, bezüglich der Stundenplanung einen zeitnahen Wechsel zwischen schulischen und betrieblichen Ausbildungsphasen sicherzustellen.

Da die Auswahl der Problemsituationen in hohem Maße individuell und in engem Bezug zu dem jeweiligen Praxiseinsatz steht, können hier keine definitiven Lernbereiche angegeben werden. Vielmehr setzen sich die Lernenden im Sinne der Projektmethode ihre eigenen Lernziele, die dann zu Lehrzielen der Supervisoren werden. Den Supervisoren kommt die Aufgabe einer individuellen Lernberatung zu, die Lernerfolge und Lernerfordernisse gleichermaßen thematisiert.

Literaturverzeichnis[1]

Benner, P.: Stufen zur Pflegekompetenz. From Novice to Expert. Huber: Bern 1994

Bögemann-Großheim, E. et al.: Problem-based Learning – eine pädagogische Antwort auf neue Herausforderungen in der Krankenpflege. In: Pflegepädagogik 2/1999, S. 4–11

Clenin, B. et al.: Problemorientiertes Lernen, mehr als Strukturänderung? In: Pflegepädagogik 6/1995, S. 11–14

Dreyfus, H.L., Dreyfus, S.E.: Künstliche Intelligenz. Von den Grenzen der Denkmaschine und dem Wert der Intuition. Rowohlt: Reinbek 1987

Fischer, M.: Von der Arbeitserfahrung zum Arbeitsprozeßwissen. Leske und Budrich: Opladen 2000

Glen, S., Wilkie, K. (Hg.): Problemorientiertes Lernen für Pflegende und Hebammen. Huber: Bern 2001

Gonon, Ph. (Hg.): Schlüsselqualifikationen kontrovers. Sauerländer: Aarau 1996

Juchli, L.: Pflege: Praxis und Theorie der Gesundheits- und Krankenpflege. 8. Aufl., Thieme: Stuttgart/New York 1997

Kaderschule für die Krankenpflege Aarau (Hg.): Fachdidaktikmodell Pflege. 3. Aufl., Aarau 1995

Kellnhauser, E. et al. (Hg): Thiemes Pflege: entdecken, erleben, verstehen – professionel handeln. Thieme: Stuttgart/New York 2000

Klafki, W.: Neue Studien zur Bildungstheorie und Didaktik. Beltz: Weinheim 1985

Krohwinkel, M.: Der Pflegeprozeß am Beispiel von Apoplexiekranken. Eine Studie zur Erfassung und Entwicklung ganzheitlich-rehabilitierender Prozeßpflege. Nomos: Baden-Baden 1993

Labudde, D. et al.: Veränderte Konzepte in der Pflegeausbildung – Problemorientiertes Lernen. Pflegepädagogik 2/1999, S. 12–20

Lauber, A.: Skills und Handlungsprinzipien in der Pflege – Konsequenzen für die Ausbildung. In: Meyer, G., Lutterbeck, J. (Hg.): Pflegebildung – Quo vadis? Fachbuch Richter: Münster 2002

Meyer, G.: Problem-basiertes Lernen – eine veränderte Pädagogik im Gesundheitswesen. In: Pflegepädagogik 2/1996, S. 21–26

Moust, J. et al.: Problemorientiertes Lernen. Ullstein Medical: Wiesbaden 1999

Muijsers, P.: Fertigkeitenunterricht für Pflege- und Gesundheitsberufe. Das „Skillslab-Modell". Ullstein Mosby: Berlin/Wiesbaden 1997

Peterßen, W.H.: Handbuch allgemeine Didaktik. 7. Aufl., Ehrenwirth: München 1996

Plescher, J.: Skill Center der amerikanischen Pflegeausbildung als konzeptueller Bestandteil für die Krankenpflegeausbildung in Deutschland. Diplomarbeit, Katholische Fachhochschule Mainz, 2000

Rauner, F.: Entwicklungslogisch strukturierte berufliche Curricula. Vom Neuling zur reflektierten Meisterschaft. In: Zeitschrift für Berufs- und Wirtschaftspädagogik 3/1999, S. 424–446

Robinsohn, S.B.: Bildungsreform als Revision des Curriculums. Luchterhand: Neuwied 1967

Roper, N. et al.: Die Elemente der Krankenpflege. 2. Aufl., Recom: Basel 1989

Schewior-Popp, S.: Handlungsorientiertes Lehren und Lernen in Pflege- und Rehabilitationsberufen. Thieme: Stuttgart/New York 1998

Schwarz-Govaers, R.: Ausgewählte Fragen zum Fachdidaktikmodell Pflege. In: Pflegepädagogik/PR-Internet 11/1999, S. 292–300

Schwarz-Govaers, R.: Problemorientiertes Lernen in der Pflegeausbildung. In: Pflegepädagogik/PR-Internet 2/2002, S. 30–45

Wittneben, K.: Patientenorientierte Theorieentwicklung als Basis einer Pflegedidaktik. In: Pflege 3/1993, S. 203–209

Wittneben, K.: Pflegekonzepte der Weiterbildung zur Pflegelehrkraft. Über Voraussetzungen und Perspektiven einer kritisch-konstruktiven Didaktik der Krankenpflege. 4. Aufl., Peter Lang: Frankfurt 1998

[1] Das Literaturverzeichnis beinhaltet ausschließlich die pädagogische und (pflegebezogene) didaktische Literatur, auf die das Curriculum Bezug nimmt, **nicht** die Fachliteratur, die für die Planung und Durchführung der einzelnen Module bzw. Unterrichtseinheiten notwendig ist.

Sachverzeichnis

F

G

H

I

K

L